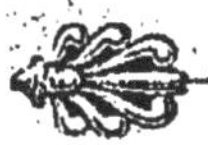

L'HOMOEOPATHIE,

SES RAISONS ET SES ERREURS

Par le docteur NIVELET,

CHIRURGIEN A L'ÉTAT-MAJOR GÉNÉRAL DE LA GARDE NATIONALE
DE PARIS.

Est modus in rebus ; sunt certi denique fines,
Quos ultra citraque nequit consistere rectum.
(Hon., lib. 1, sat. 1.)

—∞∞∞—

PARIS,

J.-B. BAILLIÈRE, LIBRAIRE, | LEDOYEN, LIBRAIRE,
Rue de l'École-de-Médecine, 17. | Palais Royal, galerie d'Orléans, 31.
L'AUTEUR, RUE SAINT-THOMAS-DU-LOUVRE, 22.

1840.

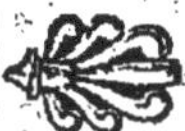
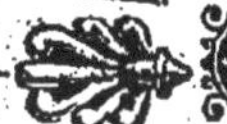

L'HOMŒOPATHIE,

SES RAISONS ET SES ERREURS.

Paris. — COSSON, imprimeur de l'Académie royale de Médecine,
rue Saint-Germain-des-Prés, 9.

L'HOMOEOPATHIE,

SES RAISONS ET SES ERREURS,

Par le docteur NIVELET,

CHIRURGIEN A L'ÉTAT-MAJOR GÉNÉRAL DE LA GARDE NATIONALE
DE PARIS.

Est modus in rebus ; sunt certi denique fines,
Quos ultra citraque nequit consistere rectum.
(HOR., lib. I, sat. I.)

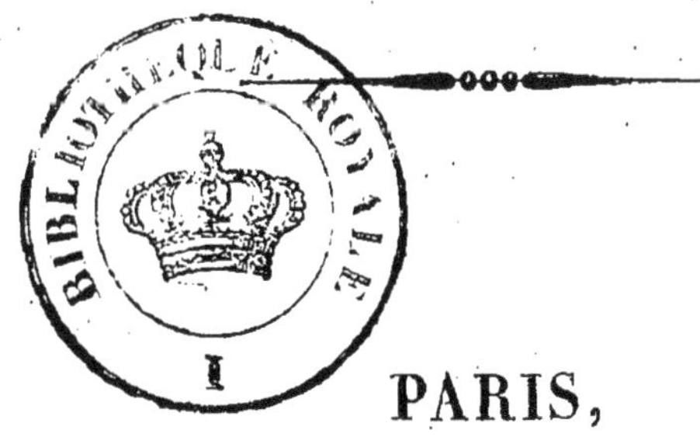

PARIS,

J.-B. BAILLIÈRE, LIBRAIRE, | LEDOYEN, LIBRAIRE,
Rue de l'École-de-Médecine, 13 bis. | Palais-Royal, galerie d'Orléans, 3 t.
L'AUTEUR, RUE SAINT-THOMAS-DU-LOUVRE, 22.

1840.

AVANT-PROPOS.

Huit ans se sont écoulés depuis que la doctrine de Hahnemann a été importée en France. On sait comment elle y fut accueillie dès son avénement.

De la part du public, une défiance inspirée par le jugement des médecins, incompétens dans une question qu'ils n'avaient pu étudier encore. De la part de ceux-ci, beaucoup de plaisanteries grossières, et pas un argument sérieux : des décisions académiques concluant à une fin de non-recevoir absolue, mais n'offrant pour solennité que des expressions passionnées, et la déclaration formelle que les idées nouvelles seraient repoussées sans examen.

Telles furent, dès le principe, les entraves suscitées à une doctrine qui s'annonçait comme éminemment progressive.

Cependant, les faits devaient avoir leur signifi-

cation. De leur voix puissante,. ils devaient plaider
la cause de l'homœopathie : ils devaient la plaider
seuls, à défaut de raisons que les incrédules ou les
malveillans voulussent écouter. En présence de
succès inattendus, de guérisons inespérées, les plaisanteries les mieux. étudiées durent paraître bien
froides : elles s'usèrent vite. A leur place surgirent
bientôt les interprétations subtiles et les insinuations calomnieuses.

Si les homœopathes obtenaient des guérisons ,
ce ne pouvait être qu'en impressionnant l'imagination de leurs malades... Mais leur habileté à tirer
parti d'une puissance nouvelle en quelque sorte
pour la science, eût entraîné nécessairement quelques éloges , et il fallut bientôt chercher ailleurs
une explication naturelle des faits contre lesquels
on ne pouvait plus soulever une négation. Les homœopathes guérirent alors par le regime sévère
qu'ils imposaient aux malades; ils n'avaient d'autre mérite que de faire de la médecine d'*expectation*... Le public, désintéressé dans ces arguties, sut
bientôt répondre : peu importe le mode de traite-
tement, si les résultats avantageux sont incontestables !

Jusque-là , les disciples de Hahnemann n'avaient
été que des fous et des illuminés , sinon des charlatans et des imposteurs. On dut bientôt songer
à les traduire en hommes dangereux pour la société...

On avait tourné en dérision leurs doses soi-disant imaginaires , et ces doses avaient produit des résultats heureux sur les malades assez simples pour y recourir. Le cas était grave pour les routiniers habitués, malgré leur impuissance curative, à voir souffler pour eux le vent de la célébrité. Émus dans leur intérêt sordide , quelques uns d'entre eux conçurent l'idée d'une accusation aussi ridicule qu'indigne, et n'hésitèrent pas à la mettre en avant. Les homœopathes, dirent-ils, n'emploient que des poisons... Que répondre à une assertion aussi inepte, et qui retombe tout entière sur ceux qui osèrent en donner la formule ? Eh quoi! Pour nuire à un individu, vous commenceriez par établir son incapacité physique ou morale , son état de paralysie complète ou d'idiotisme! et l'instant d'après , vous signaleriez les dangers de ses coups et les roueries de son esprit!...Une semblable tactique est-elle propre à démontrer autre chose que votre malveillance et l'impuissance où vous êtes de produire une raison valable (1) ?

***

(1) Parmi les nombreux médicamens employés par les homœopathes , il en est à peine quelques uns qui soient nouveaux dans la pratique médicale. Que l'on ouvre les pharmacopées de l'école actuelle , et l'on verra que l'*arsenic* , la *noix vomique* , le *sublimé*, la *belladone*, le *stramonium*, etc., sont des substances auxquelles les détrateurs de l'homœopathie recourent eux-mêmes dans certains cas ; que l'on com-

De pareilles attaques ne pouvaient empêcher la propagation des idées nouvelles; elles devaient au contraire avancer le jour où l'homœopathie prendrait droit de bourgeoisie parmi nous.

Aujourd'hui, il faut bien reconnaître que, malgré les passions qui se sont déchaînées contre elle, cette doctrine fait son chemin, en s'appuyant sur l'expérience, et que chaque jour voit se multiplier le nombre de ses partisans. Aujourd'hui, il n'est pas une contrée de l'Europe où Hahnemann ne compte de fervens disciples, et depuis long-temps déjà, ses principes ont pénétré dans l'Amérique elle-même.

Ce fait seul en dit plus que toutes les déclamations pour établir la valeur de l'homœopathie. En remontant à l'époque où les idées de Hahnemann ont pris leur premier essor en Allemagne, on trouverait que sa doctrine compte déjà une période d'existence de plus de vingt années. Or, nous le demandons au bon sens public, est-ce à une époque de lumière, ou plutôt de scepticisme comme celle où nous vivons, que l'erreur absolue ou le mensonge pourraient prétendre à établir un empire durable ?

---

pare les doses prescrites dans ces livres avec les doses infinitésimales des homœopathes, et l'on verra dans quelles mains ces substances peuvent devenir de dangereux poisons.

Six ans passés à étudier l'œuvre de Hahnemann, et à la soumettre au creuset de l'expérience, nous autorisent aujourd'hui à porter un jugement sur elle. Ce jugement, quelle que soit sa valeur, ne ressortira que de nos propres recherches. Porté en regard de l'homœopathie et de ses adversaires, il sera libre de toute influence. En toute matière, notre principe est de fuir l'esprit de coterie qui a déjà pénétré dans la nouvelle réforme. En vain, ceux qui croient devoir suivre à la lettre la parole du maître, lanceraient contre nous l'épithète d'*impur*, si nous trouvons des exagérations ou des imperfections dans les uns ou les autres des principes posés par Hahnemann. Le seul titre que nous ambitionnons est celui de partisan de la vérité. Tout en professant la plus grande admiration pour l'homme de génie que nous n'hésitons pas à proclamer le régénérateur de notre art, est-ce à dire que nous devions nous asservir absolument à ses règles? Hahnemann lui-même, de quelques travaux qu'il ait rempli son illustre carrière, n'a pu prétendre à accomplir seul une œuvre exempte pour l'avenir de toute modification. Rien ne prouve, dans ses écrits, qu'il renie les perfectionnemens apportés à la science, pendant les cinquante années qu'il passait de son côté à poser les fondemens d'une thérapeutique nouvelle. L'enthousiasme aveugle voudrait seul repousser toute combinaison rationnelle des enseignemens du passé à ceux du présent et de l'avenir.

L'unique but que nous nous proposions dans ce travail, est d'ouvrir les yeux aux médecins sur la valeur de l'homœopathie aujourd'hui démontrée pour nous. En contraste de cette valeur, nous avons cru devoir faire ressortir les erremens de l'école actuelle, et surtout les incertitudes et l'impuissance trop fréquentes de sa thérapeutique. Sans doute que plusieurs de nos confrères nous blâmeront d'avoir dit tout haut ce dont ils conviennent tout bas entre eux. Ils nous rappelleront le vieil adage consacré à la prudente réserve des familles. Notre justification se trouve tout entière dans l'indifférence coupable qu'ils ont montrée pour les idées nouvelles, et dans les moyens d'opposition injustes, et trop souvent déloyaux, qu'ils ont élevés contre elle. Quand l'homœopathie se trouve en butte au dédain et au mépris des systèmes adverses, n'y a-t-il pas raison et justice à démontrer qu'à tout prendre, elle ne peut moins valoir qu'eux ?

Si le titre de cet ouvrage, exempt de toute préoccupation de secte et de coterie, doit porter quelques médecins à prendre connaissance de ce qu'il contient, nous leur demanderons avec instance de se placer à notre point de vue pour le temps où ils nous liront. Pour qu'ils entendent nos raisons, pour qu'ils apprécient les idées que nous opposons à celles qui leur sont familières, n'est-il pas juste qu'ils nous écoutent avec calme, sans préjuger que de notre côté doit être l'erreur?

Nous obtiendrons d'eux ces conditions. s'ils réfléchissent qu'une conviction profonde, et la conscience d'un devoir à remplir, ont pu seules nous porter à défendre une doctrine qui, dès son avénement, a été en butte à la réprobation générale, et attaquée par les armes du sarcasme et de la dérision.

« Il faut savoir lire et ensuite se taire, ou pou-
» voir rapporter ce qu'on a lu, et ni plus ni moins
» que ce qu'on a lu : et si on le peut quelquefois,
» ce n'est pas assez, il faut encore le vouloir faire ;
» sans ces conditions qu'un auteur exact et scrupu-
» leux est en droit d'exiger de certains esprits pour
» l'unique récompense de son travail, je doute
» qu'il doive continuer d'écrire, s'il préfère du
» moins sa propre satisfaction à l'utilité de plu-
» sieurs et au zèle de la vérité. » (LABRUYÈRE.)

Eh bien! nous le demandons aux nombreux dé-tracteurs de l'homœopathie, à ceux dont la célé-brité s'est établie dans les salons ou à l'opéra, aussi bien qu'à nos académiciens les plus austères : est-il un seul d'entre eux qui, pour porter un ju-

gement sur l'œuvre de Hahnemann, ait cru devoir l'étudier et encore moins l'approfondir?...
Non; car il n'est pas possible qu'après une lecture
attentive de l'Organon, du Traité de Matière médicale pure, et de celui des Maladies chroniques,
on reste convaincu qu'il n'y a aucun fruit à retirer
des idées nouvelles. Tous les jugemens, ou plutôt
toutes les plaisanteries ont été portées en vue des
petites doses. Le fait des globules, une fois émis
en public, a été colporté d'un esprit à un autre,
et n'a pu donner matière qu'à des facéties et pas
à une réflexion sérieuse. Pour l'honneur de l'Académie de médecine, pour l'honneur de son intelligence au moins, il faut bien admettre que sa
commission n'a pas cru devoir éclairer sa conscience
autrement que par cette assertion publique : l'homœopathie est *une médecine de globules*. Or,
cette question des doses est tout-à-fait secondaire
dans la nouvelle doctrine, comme elle l'a été jusqu'à présent dans toute méthode, dans tout système. A-t-on réfléchi sur la loi de spécificité posée
par Hahnemann? Si cette loi est constante, si les
maladies guérissent par *leurs analogues* ou par
voie de *spécificité* ou d'*appropriation*, ne com-
prend-on pas que la question des doses peut lui
être subordonnée? Si vous n'avez pas foi aux décillionièmes de grains, essayez des millionièmes,
des millièmes, des centièmes, si vous voulez. Si,

malgré les faits, vous ne pouvez comprendre l'action d'un médicament que par sa masse et son volume, ne vous est-il pas loisible d'aller jusqu'au demi-grain, au grain, à l'once même?... Réfléchissez-y donc. Votre humeur facétieuse ne s'est exercée que sur les doses infinitésimales de l'homœopathie. Vous croyez peut-être aujourd'hui au *similia similibus*, autant qu'au *contraria contrariis*, vous dont les convictions médicales sont assez souples pour vous rendre même *empiriques* dans l'occasion. Comprenez que vos préventions contre les petites doses ne font rien préjuger contre les principes de la nouvelle doctrine ni contre les règles pratiques qui en découlent.

Nous terminerons cet avant-propos par une simple réflexion. On sait qu'aujourd'hui la majorité des praticiens ne se rattachent exclusivement à aucune doctrine. On sait que la plupart d'entre eux se sont jetés aux bras de l'*éclectisme*, c'est-à-dire qu'ils empruntent tour à tour à chaque système ses opinions les plus vraisemblables. Dans l'état actuel des choses, et après les désenchantemens auxquels ont abouti les promesses de la réforme Broussaisienne, il faut bien reconnaître que ces principes d'éclectisme procèdent d'une profonde sagesse. Mais quand des hommes qui se targuent d'aimer assez la vérité pour la rechercher

partout, repoussent sans examen des idées nouvelles, n'y a-t-il pas lieu de crier, au moins, à
l'inconséquence?

Nous aussi nous avons inscrit sur notre ban-
nière cette devise de la prudence et de la raison :
Eclectisme! Mais nous ne l'avons pas inscrite seulement en vue du passé ; car nous n'avons jamais
désespéré de l'avenir. Si nous avons su quitter
l'ornière de la routine pour aller au-devant des
idées nouvelles, et dans l'espoir de joindre de nouveaux enseignemens à ceux que nous tenions de nos
premières études, nous serons peut-être en droit
d'en tirer avantage vis-à-vis de nos détracteurs.

L'HOMOEOPATHIE,

SES RAISONS ET SES ERREURS.

DOSES INFINITÉSIMALES.

Bien que la question des doses nous paraisse d'une importance tout-à-fait secondaire dans la doctrine de Hahnemann, nous croyons devoir commencer par son examen. C'est en elle, on le sait, que se résument jusqu'à présent les attaques dirigées contre l'homœopathie; c'est elle qui a fourni matière aux quolibets de tant de praticiens qui, dans leur ignorance, n'ont pas craint d'établir que la valeur des idées nouvelles était comprise tout entière dans le fait des globules. Pour l'édification de ces esprits si forts et si tranchans dans leurs assertions, mieux eût valu sans doute faire ressortir d'abord l'importance des principes fondamentaux de la nouvelle doctrine. Mais, pour notre propre satisfaction, et afin de nous mettre en garde, dès le principe, contre les insinuations de la malveillance, il nous a paru plus convenable de discuter de suite la seule question sur laquelle la critique s'est exercée avec une véritable complaisance.

Nous ne rapporterons pas ici tant d'arguties devenues banales, tant de déclamations puériles, dont les doses homœopathiques ont fourni le sujet : ce serait nous engager sur un terrain où la dignité de notre profession se trouverait en jeu, et où l'on verrait figurer trop souvent, à côté de l'orgueil et de l'ignorante présomption, les passions les plus viles, l'envie, l'égoïsme. N'oublions pas que nous nous adressons aux hommes de bonne foi, aux amis sincères de la vérité, à ceux dont la répugnance pour les idées nouvelles ne procède que du caractère d'étrangeté qu'elles présentent.

Insouciant que nous sommes des théories, autant qu'ils peuvent l'être eux-mêmes, nous n'emploierons, pour les convaincre, d'autre logique que celle des faits. En médecine plus qu'en toute autre matière, il est sage de se défier des idées préconçues. Mais quand une doctrine se présente fondée sur les faits, c'est-à-dire sur ce qui est réel, sur ce qui est connu, et qu'elle ne met qu'au second rang la théorie, c'est-à-dire le probable, est-il raisonnable de la rejeter sans examen ? est-il juste de répondre par l'insulte ou par des quolibets à des raisons graves et au moins bien intentionnés ? n'y a-t-il pas malveillance à traiter de charlatans ou d'illuminés des hommes dont le principal argument se résume en ces mots : *Expérimentez et jugez.*

Nous aussi, nous avons été coupable d'indifférence à l'égard de l'homœopathie, et nous avons haussé les épaules à l'idée des doses infinitésimales. Si nos yeux se sont enfin ouverts à la vérité, ce n'est pas que des raisonnemens plus ou moins subtils nous aient démontré, *à priori*, la possibilité d'action de ces doses. Mais nous avons cédé à l'évidence des faits, et c'est par eux que s'est éclairée notre conscience ; car les faits ne permettent pas le doute, puisqu'ils tombent sous les sens et qu'ils s'offrent en eux-mêmes, libres de toute conjecture ; les faits parlent et doivent être écoutés lors même que notre raison les repousse. Avant la découverte du magnétisme animal, qui aurait voulu croire qu'à l'aide de gestes, d'attouchemens, secondés par une volonté ferme, on pouvait parvenir à endormir un individu? N'y avait-il pas là de quoi faire crier à l'absurdité, et les beaux-esprits du temps n'y trouvaient-ils pas un sujet fécond à exercer leurs facéties? Aujourd'hui, pourtant, l'existence du magnétisme est un fait incontestable dont le charlatanisme a pu abuser honteusement, mais qui, malgré sa merveilleuse étrangeté, n'est plus généralement mis en doute.

C'est par des expériences sur l'homme sain et

sur l'homme malade, que nous avons cherché a éclaircir cette question des doses infinitésimales, qui nous préoccupera long-temps encore. C'est après avoir constaté un grand nombre de fois, sur les autres et sur nous-même, l'action de médicamens atténués à l'infini, que nous avons commencé à comprendre, qu'un fait n'est pas inadmissible, par cela seul qu'il nous paraît incompatible avec les idées qui nous sont familières. Aujourd'hui, nous n'hésitons pas à faire solennellement sur ce point notre profession de foi et de principes. Nous la faisons en empruntant la formule d'un praticien allemand, du conseiller Kopp, de Hanau, qui a partagé sur cette matière un sentiment analogue au nôtre. Si j'étais appelé, dit-il, à prononcer comme juré, ma conscience ne me permettrait pas de m'exprimer autrement :

« Oui, les décillionièmes déploient des vertus curatives déterminées; mais je crois cependant, qu'en général, leur action se fait ressentir avec plus de force, chez les malades très-sensibles et très-irritables, et que ces cas-là sont ceux où il convient surtout de les employer. »

S'il faut une sorte de courage pour soutenir aux yeux de l'allopathie la possibilité d'un fait qui a soulevé contre lui tant d'incrédulité, et inspiré tant de sarcasmes, la plus entière franchise ne doit pas non plus nous manquer vis-à-vis des homœopathes eux-mêmes. Au risque d'entendre les murmures s'élever contre nous de l'un et l'autre camp, nous devons déclarer que, d'après notre expérience, la question des doses infinitésimales ne peut être résolue que d'une manière relative et en vue des individualités dont la plupart des observateurs ne se préoccupent pas assez. On peut établir, absolument, que des médicamens prodigieusement atténués, des décillionièmes de grain, soumis au mode de préparation homœopathique, sont capables de développer une action sensible sur un individu sain, et surtout sur un malade. Mais nous soutenons aussi que cette action n'est pas constante, et qu'elle est subordonnée à des dispositions particulières de l'organisme qu'il serait difficile de définir à l'avance. Si l'on veut réfléchir que cette question des individualités a, de tout temps, embarrassé les praticiens; qu'à dose allopathique, la même quantité d'un médicament produit des effets variables suivant chaque individu, qu'un demi-grain d'émétique, par exemple, est un vomitif suffisant pour l'un, et insuffisant pour l'autre; si l'on réfléchit à cela, cette distinction que nous établissons pour les doses homœopathiques elles-mêmes, ne paraîtra sans doute pas dépourvue de rationalité.

Et ceci s'adresse, non seulement aux détracteurs de l'homœopathie, mais encore à ceux qui

se croyent les seuls partisans de ce système médical, parce qu'ils se montrent exclusifs dans l'application de ses principes. Les homœopathes *purs,*
ne comprennent-ils pas quelle inconséquence ils
commettent, en oubliant relativement à la question des doses, cette vue importante des individualités qui est l'un des beaux côtés de la thérapeutique nouvelle? Ce qui est bien positif pour
nous, et ce que nous ne devons pas craindre d'é-
tablir à leurs yeux, c'est que le praticien qui veut
s'en tenir absolument aux seules doses infinitésimales, s'expose à des mécomptes trop souvent
répétés. Notre expérience particulière nous a démontré que ces doses restent sans effet, à peu
près dans le tiers des cas.

Nous prévoyons la réponse des homœopathes
purs; nous savons qu'ils expliqueront ces cas négatifs dont nous parlons par le choix mal entendu,
ou la mauvaise préparation des médicamens ad-
ministrés. Pour réplique, nous leur citerons des
cas où un médicament homœopathique a pu se
montrer d'abord efficace, ce qui prouve qu'il avait
été convenablement choisi et préparé, puis, faire
ensuite défaut, dans le cas de récidive du mal, lequel céda pourtant à des doses *matérielles.* Chez
un malade, affecté d'un catarrhe bronchique, ca-
ractérisé surtout par un chatouillement au gosier
qui, revenant par intervalle, provoquait des quintes

de toux très-fatigantes, nous administrâmes trois globules de belladone à la 30ᵉ dilution. La disparition des phénomènes morbides s'ensuivit bientôt; mais environ un mois après, ce malade revint nous annoncer un retour complet de son affection. Nous dûmes recourir à la belladone, même dose, même dilution qu'auparavant. Le résultat fut nul; nous essayâmes ensuite de deux autres dilutions; toujours sans succès. Alors, nous n'hésitâmes pas à prescrire la poudre de belladone, à la dose d'un demi-grain par jour : la guérison survint promptement, et s'est maintenue depuis.

Nous pourrions citer beaucoup d'autres faits analogues, contre lesquels, nous le savons, les homœopathes purs trouveraient des objections; et, sans doute, que nous nous retrancherions vainement, à leurs yeux, dans les soins avec lesquels nos observations ont été faites. En nous voyant placé vis-à-vis d'eux sur un terrain aussi difficile, nous pardonneront-ils de mettre en cause une observation puisée dans la pratique de l'illustre fondateur de l'homœopathie, de Hahnemann lui-même? Nous avons éu sous les yeux, pendant plus d'une année, un malheureux atteint d'une affection épileptiforme, et venu tout exprès d'Angleterre pour réclamer les soins du père de la nouvelle doctrine. Nous, qui avons assisté journellement au genre de vie et au régime habituel de cet infortuné, nous pouvons assurer qu'aucun malade n'a jamais rempli avec plus de soin et de scrupule les prescriptions de son médecin. Eh bien! nous croyons pouvoir affirmer aussi que, pendant ce laps de temps, les médicamens homœopathiques choisis et prescrits par Hahnemann, non seulement sont restés sans efficacité ; mais, qu'en aucune manière, nous n'avons pu constater leur action.

Que le fondateur de l'homœopathie maintienne, dans toute leur exagération, les idées qu'il professe relativement aux doses médicamenteuses, cela se conçoit, quand l'histoire des connaissances humaines nous apprend que, plus d'un réformateur a pu dépasser à dessein le but qu'il se proposait, ou se laisser entraîner, par une profonde conviction, au-delà des bornes de la vérité. Mais, quel est celui de ses adeptes qui oserait affirmer que, dans le cas dont nous parlons, les médicamens choisis par Hahnemann seraient restés sans efficacité, si, après l'impuissance des doses *dynamiques*, on eût essayé des doses *matérielles?*

Pour revenir à la question d'individualité, et pour rentrer dans la classe des faits affirmatifs, nous rapporterons avant tout, les expériences qui nous sont personnelles. Nous étant soumis, plusieurs fois, aux conditions indispensables pour que les expérimentations que nous voulions faire sur nous-même pussent être concluantes, nous avons pris, d'après la méthode recommandée, un assez grand nombre de médicamens homœopathiques. Mais il en est neuf, surtout, que les circonstances nous ont permis d'expérimenter avec plus de soin que les autres. Ce sont : le soufre, la belladone, le foie de soufre, l'acide nitrique, la noix vomique, l'arsenic, le china, l'aconit, le sublimé. Eh bien, sur ce nombre, nous ne pouvons citer que la noix vomique et le soufre, comme ayant développé en nous, à doses infinitésimales, une action appréciable. Et encore, ne parlerons-nous du soufre qu'avec réserve; car la sortie de petits boutons rouges, survenue à la peau après son usage, a pu dépendre de tout autre influence que la sienne. Quant à la noix vomique, employée à la dose de 1, 2 ou 3 globules, à la 30ᵉ dilution, ses effets ont toujours été saillans sur nous. Nous ne les avons pas con- statés seulement une fois, mais plus de vingt, et nous avons même remarqué, en dernier lieu, que la non-observation du régime n'empêchait pas leur dé- veloppement. Ces effets constans ont été : l'exci- tation de l'appareil digestif et du tube intestinal; appétit plus prononcé que de coutume, évacua- tion alvine quelques heures après; excitation du système nerveux analogue à celle que produit le café, excitation cérébrale, insomnie, suivie d'un sommeil profond; excitation très-prononcée et presque douloureuse de l'appareil génital, surtout le matin au réveil, tiraillement dans les cordons spermatiques; picoteméns, coups d'aiguille instantanés sur le bord libre des paupières; *quelquefois* enfin, tiraillement sourd et désagréable dans la région de la nuque et du cervelet.

Excepté ce dernier symptôme, qui n'est revenu que deux fois, tous les autres, nous le répétons, ont été constans. Or, nous demandons, si, à moins de pousser le scepticisme jusqu'à l'absurdité, il nous est possible, après une expérience si souvent répétée sur nous-même, de douter encore qu'un décillionième de grain d'une substance médicamenteuse, préparé homœopathiquement, puisse, dans certains cas, développer une action évidente sur l'organisme humain.

Dans un autre ordre, nous pouvons aussi regarder comme concluantes les expériences auxquelles s'est soumis le docteur Ch...., incrédule renforcé, dont le raisonnement dut pourtant s'humilier devant les sensations et les symptômes que lui firent éprouver de simples doses infinitésimales.

Enfin, parmi les nombreuses observations que nous ont fournies les malades, la suivante nous a paru remarquable entre toutes les autres. En 1834, l'un de nos premiers essais en homœopathie fut suivi d'un très-beau succès, sur un facteur de la poste aux lettres, affecté depuis trois ans d'une gastrite chronique, qui l'obligeait fort souvent à suspendre son service. Ce brave homme, dans son admiration et sa reconnaissance, se mit à prôner, dans toutes les occasions, l'efficacité de ce qu'il appelait *nos poudres*, car il ignorait jusqu'au nom de l'homœopathie. Ayant souvent sous les yeux un malheureux poitrinaire, concierge dans une maison de la rue de la Ville-l'Évêque, il le persuada bientôt que ces poudres le guériraient comme elles l'avaient guéri lui-même. Appelé auprès de ce nouveau patient, j'eus à constater, un état de désorganisation des poumons, si avancé, qu'aucune puissance humaine ne pouvait l'empêcher d'aboutir à sa terminaison fatale. Je dus cependant céder aux instances des personnes qui entouraient le malade. Je leur remis le lendemain un globule de kali carbonicum (carbonate de potasse), à la 30ᵉ dilution, et contenu dans 4 grains de sucre de lait. Je recommandai que l'on fît dissoudre le tout dans deux onces d'eau bien pure, et que l'on fît prendre au malade une cuillerée à café, seulement, de la solution. Deux jours après, quand je renouvelai ma visite, je trouvai le pauvre patient dans une agitation difficile à décrire. Il se plaignait d'éprouver des *tressaillemens*, des *palpitations* dans toutes les parties du corps ; haletant et suffocant, il me déclara avec aigreur, que *mes poudres* le tueraient, que *les chevaux seuls pourraient supporter de tels remèdes....*

La 16ᵉ partie d'un décillionième de grain de potasse, me valut cette condamnation!

Après l'agitation que ce fait jeta dans mon esprit, je dus y réfléchir avec calme. Fallait-il voir, dans les symptômes survenus chez le malade, un effet de circonstances accidentelles, qui restaient ignorées pour moi; ou bien, devais-je les attribuer à cette dose, si minime, qu'elle semble dérisoire, dès que le raisonnement seul veut l'apprécier? Entre ces deux conjectures, la première me sembla d'abord la plus admissible. Mais quand, après avoir consulté les articles de la matière médicale relatifs à la potasse, j'y trouvai consignés ces symptômes, cette *anxiété*, ces *tressaillemens musculaires* dont le malade s'était plaint, ma manière de voir dut changer. Je me rappelai les déclarations formelles de Hahnemann sur la question des doses, et je commençai à comprendre que le précepte de recourir dans beaucoup de cas à la simple olfaction des globules, pouvait avoir son importance. Aujourd'hui, cette question, comme es autres, rentre pour nous, dans celle des individualités.

Parmi les faits propres à démontrer le pouvoir de la simple olfaction, nous rapporterons le suivant. Madame B....... vint un jour tout alarmée, me prier d'accourir auprès de sa petite fille, âgée de 4 à 5 ans, dont l'état lui donnait les plus grandes inquiétudes. Elle venait d'être prise, me dit-elle, d'une fièvre violente, avec délire et agitation extraordinaire. Ne pouvant me rendre de suite aux instances de madame B......., je lui remis, sur les indications qu'elle venait de me fournir, une fiole contenant de la teinture d'aconit, lui conseillant, en attendant mon arrivée, de faire respirer le médicament à la malade, et d'en ré-pandre quelques gouttes sur son lit, autour de sa tête. Environ deux heures après, je me rendis chez madame B......., et j'éprouvai autant d'étonnement que de satisfaction, en apprenant que la petite était déjà remise, et que j'allais la trouver jouant sur son lit. Comme je remarquai un reste de stupeur dans les traits et dans les yeux de l'enfant, j'administrai un globule de belladone; le lendemain, le rétablissement était complet.

Bien des fois, j'ai eu recours à la simple olfaction, non pas des globules, mais des teintures médicamenteuses, et j'ai reconnu l'avantage de cette méthode, surtout chez les enfans, où l'administration des médicamens par la bouche n'est pas toujours facile. Dans les cas de convulsions, maladie si fréquente et si terrible dans le jeune âge, la belladone entre autres médicamens, nous a paru le plus souvent appropriée à cet état, et nous ne voyons aucun inconvénient à placer alors, en quelque sorte, les malades dans une atmosphère de cette substance.

Un volume suffirait à peine, si nous voulions discuter dans tous ses détails cette question des doses, et appuyer par nos observations notre manière de l'envisager. Qu'il nous suffise d'établir encore une fois combien il nous semble déraisonnable de vouloir prononcer exclusivement entre les doses dynamiques et les doses matérielles. Tenir compte des unes et des autres, alternativement, ou successivement, suivant les cas, voilà ce que nous a prescrit l'expérience.

Les discussions et les observations relatives au fait de l'action des doses infinitésimales, ne peuvent entraîner par elles-mêmes, nous le savons, ni l'évidence ni la démonstration. Elles ne sont propres qu'à éveiller l'attention des amis de la vérité. C'est pourquoi, nous leur répéterons encore : Expérimentez par vous-mêmes, et jugez ensuite.

Comprenez que vous n'avez rien exprimé quand, pour condamner un fait, vous dites qu'il est extravagant, blessant pour la raison. Qu'est-ce que la raison, en face d'idées nouvelles, tout-à-fait opposées à celles qui ont cours dans la masse des esprits ? Ce mot prétentieux n'a-t-il pas signifié, trop souvent, orgueil, préjugé, ignorance? La raison, qui, à diverses époques, s'acharna contre les découvertes de Galilée, de G. Harvey, de Mesmer et de tant d'autres ; celle qui s'inscrivit si long-temps en faux contre la vaccine ; et la raison actuelle qui ouvre ses portes à ces extravagances, à ces absurdités d'autrefois ; ces deux raisons si différentes ont-elles donc la même valeur à vos yeux? Profitez au moins des leçons du passé ; ne soyez pas si prompt à juger et à condamner. A l'égard de l'homœopathie, il pourrait bien arriver que votre raison d'aujourd'hui ne fût pas celle de demain, et vous comprendriez un peu tard que la raison absolue n'est trop souvent qu'un vain mot.

Les motifs d'incrédulité qu'ont soulevés les petites doses, n'ont-ils pas droit d'étonner, quand on voit les médecins admettre tous les jours la réalité d'une foule de phénomènes, normaux ou morbides, que cependant ils ne peuvent expliquer?

Et quelle foi auraient-ils en médecine s'ils ne croyaient qu'à ce qu'ils comprennent, et s'ils regardaient comme non avenu tout ce qui se trouve hors de la portée de leur intelligence ? Admettraient-ils que des atomes de virus vaccin, insérés sous l'épiderme d'un individu, pussent occasioner dans l'économie des perturbations bien sensibles, et la garantir, pour des années, de la contagion variolique ? Ne répugnerait-il pas à leur bon sens de croire aux affections contagieuses, quand ils penseraient que la dose de miasme ou de virus propre à les communiquer, est peut-être moindre encore que les doses infinitésimales de l'homœopathie? Quelle quantité d'effluves marécageuses leur faudrait-il, pour qu'une fièvre intermittente pût être produite? Nieraient-ils l'existence des maladies épidémiques et sporadiques, parce qu'ils ne peuvent mettre dans la balance les agens de leur production? S'ils n'admettaient, comme modificateurs puissans de l'organisme, que ce qu'ils peuvent peser par once, par gros et par grain, reconnaîtraient-ils l'efficacité morbifique d'une foule de causes impondérables? Comment pourraient-ils comprendre les changemens occasionés dans les phénomènes vitaux, par des influences morales, immatérielles, telles que la joie, le chagrin, la colère, etc? Que penseraient-ils enfin du magnétisme animal?

Dans tous ces cas, et dans tant d'autres, où la nature et la quantité des modificateurs échappent à la raison, souvent trop étroite, que l'homme a reçue en partage, nos incrédules ne se permettent pas même le doute. Ils cèdent à l'évidence des faits, et regardent comme avérés des phénomènes impénétrables. Leur confiance va même alors jusqu'à adopter, sans examen, les idées reçues par leurs devanciers, et il n'hésitent pas à faire jouer aux effluves marécageuses, par exemple, un rôle créé par leur imagination, mais qui a le mérite au moins de la satisfaire. Ils discutent sur les miasmes contagieux, qu'ils se représentent sous les formes gazeuse ou vaporeuse , liquide , pulvérulente ; ils les font voyager à leur guise, et ne s'embarrassent guère des moyens de transport ni de la quantité indispensable au dévelopqement de leur action. Indulgens et crédules alors, ils admettent tout , croyent à tout, et respectent trop des idées que la routine a consacrées, pour reporter sur elles une part de l'absurdité dont ils gratifient les idées nouvelles.

Pour convaincre des hommes si confians dans leur raison, et qui se montrent pourtant si déraisonnables dans leur manière de juger, tous les argumens seraient vains sans doute. Contentonsnous donc d'établir que le fait qu'ils récusent avec tant d'assurance , existe réellement ; engageons-les à vérifier ce que nous avançons ; demandons-leur de la bonne foi ; et ils seront bientôt forcés d'avouer que ce qui existe réellement doit être au moins possible.

Bien que tout soit hypothétique dans les explications du fait dont nous voudrions prouver la réalité à ceux qui le rejettent sans examen , nous croyons cependant utile de faire connaître les idées de Hahnemann sur ce sujet. Nous n'ajouterons rien aux conjectures du père de la nouvelle

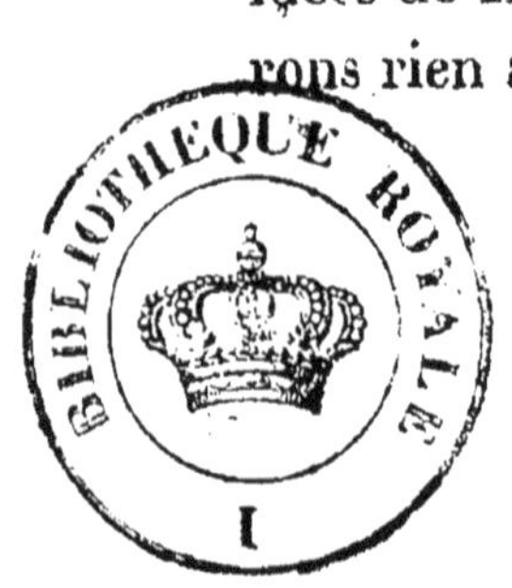

doctrine ; le champ des hypothèses serait trop vaste ; et nous éprouvons, pour notre compte, trop peu de satisfaction à nous livrer aux idées purement spéculatives.

C'est aux triturations, aux dilutions, et surtout au frottement que, suivant Hahnemann, on doit attribuer l'exaltation des vertus dynamiques des médicamens préparés homœopathiquemen . Cette idée s'appuie sur l'observation de phénomènes connus de tout le monde, et dans lesquels les forces physiques, internes et latentes des corps de la nature, sont rendues sensibles par ce moyen mécanique. Ainsi, l'on voit le frottement répété de deux plaques métalliques l'une contre l'autre, donner lieu à un dégagement de calorique suffisant pour échauffer une chambre. Ainsi , le frottement rapide de l'acier contre une pierre , produit des étincelles capables d'enflammer un corps facilement combustible. La corne , l'ivoire, les os, sont inodores par eux-mêmes ; mais dès qu'on les lime ou qu'on les frotte , ils commencent à répandre de l'odeur, et finissent même par en exhaler une insupportable. L'ambre, la cire d'Espagne, dépourvues de force apparente dans l'état ordinaire, deviennent électriques par le frottement, etc. Ces exemples , nous le reconnaissons, ne démontrent pas que le frottement puisse développer , d'une manière persistante et durable les vertus

dynamiques des substances naturelles. Cependant,
on peut le présumer avec quelque raison , quand
on voit des substances auxquelles on ne reconais-
sait pas de propriétés médicinales , acquérir par
ce moyen une énergie surprenante. La sépia, l'ar-
gent, le platine, le charbon, etc., sont sans action
appréciable sur l'homme, dans leur état ordinaire,
et lorsqu'ils sont libres de toute combinaison :
lorsqu'on les soumet aux triturations et aux dilutions homœopathiques , ils acquièrent une force
médicinale bien caractérisée.

« Les substances médicinales , dit Hahnemann,
» ne sont pas des matières inertes , dans le sens
» que l'on attache à ce mot ; leur véritable essence
» est dynamique, au contraire. C'est une force pure
» que le frottement , exercé à la manière homœo-
» pathique, peut développer jusqu'à l'infini. Aussi,
» les substances médicinales qu'emploie l'homœo-
» pathie doivent-elles être données à des doses
» d'autant plus faibles que les vertus dont elles
» jouissent ont été plus amplement et plus com-
» plétement développées par ce procédé. »

Ici, nous touchons à l'importante question du
dynanisme naturel, que nous n'avons pas la prétention de développer et de soutenir. Nous laisserons ce soin à des esprits plus profonds que le
nôtre.

En opposition à la loi *des contraires*, qui, depuis Galien, a cours dans la science , Hahnemann est venu formuler celle *des semblables* , et contester à la thérapeutique la valeur des bases sur lesquelles elle s'appuie.

Si, avant lui, Hippocrate avait dit que *le vomissement guérit le vomissement;* si Vanhelmont avait exprimé, d'une manière bien formelle , que les maladies ne guérissent ni par les contraires ni par les semblables, mais par des moyens *appropriés;* si Stahl et d'autres vitalistes avaient laissé entrevoir une pensée analogue, cette vue importante n'en restait pas moins comme non avenue pour la science, à laquelle elle n'offrait que la valeur d'une simple présomption. L'aphorisme d'Hippocrate existait comme l'expression d'un fait empirique, et n'entraînait aucun principe d'application. Il n'était propre qu'à encourager les tentatives les plus aveugles, qu'à justifier un système que la raison a réprouvé de tout temps, et qui pourtant, à toutes les époques, a eu ses partisans : l'Empirisme.

Traiter les maladies par leurs contraires, tel fut, jusqu'à Hahnemann, le premier article de foi de l'art de guérir. C'est de là qu'ont procédé tous les systèmes qui se sont dits rationnels ; c'est à cet axiome qu'ils se sont tous rattachés, quel qu'ait été leur point de départ, qu'ils aient été conçus *à priori* ou *à posteriori*.

Quoi de plus naturel, en effet, que d'opposer à un état pathologique déterminé, les moyens qui devaient opérer en sens inverse de cette disposition ? Celui qui le premier conçut l'idée de remède, ne dut-il pas saisir de suite un contraste entre le mal et son moyen curatif ? Dès qu'on se fut mis à raisonner sur la nature des maladies, ne dut-on pas arriver, par une conséquence forcée, à traiter le chaud par le froid, le sec par l'humide, la tension des fibres par des moyens relâchans, leur relâchement par des toniques, l'épaississement des humeurs par des délayans, leur état acide par des alcalins, etc. ? Ne dut-on pas, en un mot, dans la longue succession des systèmes solidiste, humoriste, chimique, mécanique, etc., baser la thérapeutique sur les principes opposés à la conception que l'on avait su former ? Certes, il était dans la nature de l'intelligence humaine, de procéder par cette voie, et de s'y maintenir pendant tant de siècles.

Cependant, en admettant la loi des contraires comme base essentielle de la thérapeutique actuelle, si l'on veut préciser sa valeur, et chercher dans l'observation journalière ses moyens de démonstration et l'étendue de son application , qui pourrait se dissimuler que cette loi a contre elle un grand nombre de faits négatifs ? Ne parlons pas seulement des incertitudes dans lesquelles la médecine qui se prétend rationnelle se voit si souvent plongée. Signalons avant tout ces masses de faits empiriques que les praticiens se sont habitués à accepter, sans pouvoir en tirer jamais aucune conséquence , et qui , jusqu'à Hahnemann , sont restés inexplicables pour la science.

Entre tant d'exemples que nous pourions citer, bornons-nous à quelques uns de ceux qui rentrent le plus dans les coutumes du jour. La guérison des érysipèles phlegmoneux par des vésicatoires volans ; celle des écoulemens blennorrhagiques , ou autres, par la solution de pierre infernale; le même caustique, appliqué aux angines croupale , membraneuse , et depuis quelque temps même aux simples esquinancies ; sont-ce là des exemples qui démontrent la justesse constante de la loi des contraires ? Les praticiens se dissimulent-ils que, dans ces cas, leur thérapeutique consiste à mettre du feu sur du feu ?

Dans un autre ordre d'observations, la loi allopathique ne se voit-elle pas oubliée par ceux qui veulent, avant tout, obtenir des guérisons , n'importe par quel procédé ? L'ont-ils présente à l'esprit? est-ce elle qui leur sert de guide, quand ils prescrivent l'ipéca contre les envies de vomir, les purgatifs contre certaines affections diarrhéiformes, quand ils opposent des collyres irritans à des ophthal-mies rebelles, la belladone à la coqueluche, l'iode, le carbonate de baryte aux scrofules, la ciguë aux affections cancéreuses, les préparations arsénicales à certaines dartres, etc., etc.? car nous ne pouvons dénombrer ici la multitude des moyens empiriques auxquels les praticiens recourent journellement. Certes, personne ne s'est avisé d'expliquer par le principe *contraria contrariis* l'efficacité des moyens spécifiques les mieux reconnus, de ces médicamens dits *héroïques* qui ont fait la gloire de l'art de guérir; du mercure, du quinquina, des préparations sulfureuses, etc.; et il peut paraître étonnant que la thérapeutique développe le plus de puissance, alors que ses principes sont le moins en jeu.

À côté de cet axiome des contraires, sur lequel la médecine dite rationnelle prétend baser ses *médications directes*, un autre principe, non moins vieux dans la science, y a reçu aussi force de loi. Ce principe, fondé lui-même sur la connaissance des sympathies organiques, établit que : *lorsque deux affections existent en même temps dans deux points différens de l'économie, la plus forte atténue la plus faible.* C'est sur lui qu'est fondée la thérapeutique *indirecte* , ou *révulsive*. Lui aussi est émané de l'observation, et pourtant il n'a pu trouver grâce auprès du réformateur allemand.

Avant de discuter si l'on peut raisonnablement annuler ainsi, d'un seul coup, des principes qui ont pour eux l'autorité de la raison et de la tradition, si nous voulons chercher en dehors de ces deux bases fond mentales de la thérapeutique , d'autres formules aussi précises, qui nous donnent l'explication de ces faits empiriques dont nous avons parlé , nous voyons le dogme s'incliner devant eux, ou s'égarer à l'infini dans le champ des théories et des contradictions. Sans rien préjuger pour ou contre les principes de la thérapeutique actuelle , on peut donc établir , au moins , qu'ils sont insuffisans. Comment comprendre , dès-lors , cette raison si forte de nos praticiens qui les rend sourds à l'annonce d'une nouvelle loi, d'un principe nouveau qui peut avoir le mérite de combler les lacunes de la science?

Si la loi des semblables avait été proclamée comme une vue conçue *à priori* et purement hypothétique, nous comprendrions que les médecins se préoccupassent peu de son importance ; mais il n'en est pas ainsi. La formule de Hahnemann est issue de l'observation : elle a aussi pour elle l'autorité de la tradition. Quel praticien pourrait contester la vérité de cette loi, en présence de faits dont la science a depuis long-temps admis l'authenticité, mais qui ne devaient entraîner d'induction que du jour où ils seraient soumis à la pénétration d'un homme de génie? N'a-t-on pas répété mille fois, avant Hahnemann, que le mercure produit dans le corps humain des altérations tout-à-fait analogues à la syphilis qu'il guérit? Ne sait-on pas, depuis fort long-temps, que les eaux sulfureuses dont l'efficacité contre les affections herpétiques est bien établie, donnent lieu elles-mêmes à des éruptions cutanées? Tous les jours, ne fait-on pas disparaître des nausées, des envies de vomir, en administrant un vomitif? Ne combat-on pas efficacement certaines diarrhées par des purgatifs? La vaccine ne consiste-t-elle pas elle-même dans une affection pustuleuse tout-à-fait analogue à la petite-vérole qu'elle prévient?

En restant dans les seuls faits de ce genre, admis et reconnus par l'allopathie, la loi annoncée par Hahnemann ne paraîtrait pas sans fondement. Que sera-ce donc si les nombreuses expérimentations que les homœopathes ont faites sur l'homme sain, sont venues déjà confirmer cette loi, pour plus de cent médicamens employés depuis des siècles par la médecine empirique? Cela mérite au moins qu'on y réfléchisse; car si l'insouciance peut s'admettre à l'égard d'assertions que l'on croirait imaginaires, elle n'est plus permise quand il s'agit d'écouter la grande voix du passé.

D'ailleurs, quand les faits traditionnels ne vien-

draient pas appuyer la loi des semblables, il s'en
faudrait beaucoup qu'elle se présentât comme
une vue systématique, inventée dans l'intérieur du
cabinet, par un esprit remuant et novateur. On
en jugera par la relation des circonstances dans
lesquelles cette loi fut découverte.

En 1790, Hahnemann, s'occupant de traduire
la Matière médicale de Cullen, remarqua avec
étonnement que cet auteur attribuait au quinquina une efficacité égale contre une foule de maladies, fort diverses entre elles, d'après la nature
qu'on leur supposait. Ne pouvant s'expliquer ces
résultats contradictoires, il pensa que le seul moyen
de connaître la véritable puissance d'un médicament si vanté, était de l'expérimenter sur un individu sain, afin de pouvoir en déduire son action
dans les cas de maladies. Il n'hésita pas à se cons-
tituer lui-même sujet d'expérimentation, et prit
le matin, à jeun, et plusieurs jours de suite, une
décoction de quinquina. Bientôt, il ressentit vers
le soir, un mouvement fébrile, analogue à celui
d'une fièvre intermittente, et il vit cet accès revenir plusieurs fois, à la même heure. Cette analo-
gie de caractères, entre les effets du quinquina et
ceux de la fièvre intermittente, dont il est depuis
long-temps le spécifique reconnu, dut frapper le
philosophe allemand; et la loi des semblables se
présenta dès-lors à son esprit comme une présomption, à laquelle de nouvelles expériences

faites avec d'autres substances médicamenteuses,
devaient donner force de vérité.

Nous avons répété pour notre compte, et sur
nous-même, l'expérience d'où l'homœopathie a
tiré son origine. Nous avons pris le matin, à jeun,
et trois jours de suite, une once et demie de teinture concentrée de quinquina, et nous avons eu
soin d'observer un régime qui ne pût entraver
l'action du médicament. La vérité nous oblige de
déclarer, qu'il n'est survenu en nous rien d'analogue aux accès de fièvre éprouvés par Hahnemann.
Des symptômes locaux assez prononcés du côté de
la tête et du tube digestif; un état de courbature
et d'abattement qui s'aggrava au troisième jour
jusqu'à la prostration, et qui se termina par un
mouvement fébrile de deux ou trois heures; tels
furent les phénomènes que nous fit éprouver la
teinture de quinquina. Ces phénomènes n'eurent
rien de périodique ou d'intermittent, et ils cessè-
rent, pour ne plus reparaître, après l'éloignement
de la cause qui les avait produits.

Ce résultat, tout négatif qu'il soit, n'entraîne à
nos yeux aucune conséquence contre le fait per-
sonnel à Hahnemann. Nous comprenons trop
combien il faut tenir compte de la diversité des
organisations, pour ne pas comprendre aussi la
diversité des effets qu'elles peuvent ressentir des
mêmes influences.

Au reste, d'autres faits sont venus suppléer à

l'expérimentation à laquelle nous nous sommes soumis, et qui a été nulle pour établir notre croyance dans la loi des semblables. Ayant prescrit un jour le vin de quinquina contre une affection chlorotique, caractérisée par des symptômes essentiellement continus, il survint au bout de quelque temps chez la malade, des accès de fièvre périodique qui nous obligèrent à suspendre un médicament dont nous avions eu, dès le principe, à constater l'efficacité. Des observations analogues ont été rapportées par quelques uns de nos confrères; et depuis que notre attention s'est éveillée sur ce point, nous avons vu le même fait confirmé plus d'une fois par la pratique des autres.

A l'égard des substances autres que le quinquina, si les exemples tirés de notre pratique journalière devaient offrir quelque valeur aux yeux des allopathes , nous pourrions rapporter ici un grand nombre d'observations qui confirment pour nous la loi hahnemanienne. Mais ces observations, ne pourraient être rendues significatives pour les adversaires de l'homœopathie, que par une connaissance préalable de la *matière médicale pure ;* et sur ce point leur ignorance est complète. Ce que nous pouvons faire de mieux , pour la cause que nous défendons , c'est de puiser dans les livres de l'allopathie elle-même les observations propres à entraîner une conviction.

Or , si nous consultons les ouvrages de matière

médicale les mieux reçus par l'école actuelle, nous y trouvons des passages si remarquables , qu'ils semblent avoir été écrits pour la démonstration de cette loi. Dans une publication que l'on ne peut trop estimer, en l'appréciant du point de vue qui a inspiré sa rédaction, nous avons pu faire les rapprochemens les plus concluans entre ces effets pathogénétiques d'un grand nombre de substances médicamenteuses et les maladies auxquelles on les oppose. C'est surtout dans la classe des moyens empiriques que ces exemples se multiplient. Entre tous ceux que nous pourrions rapporter ici , bornons-nous à ce qui concerne deux substances fréquemment usitées dans la pratique, la belladone et la jusquiame. Voici mis en contraste deux tableaux que nous avons extraits du Traité de matière médicale de M. J.-B.-G. Barbier, 2e édition, tome 3. Nous citons textuellement les expressions de l'auteur lui-même.

Effets pathogénétiques de la belladone.	Affections que la belladone guérit.
Ce que présente de plus remarquable le désordre pathologique que produit cette plante , c'est le nombre et l'importance des *phénomènes nerveux* qu'il offre.	C'est surtout dans les lésions vitales que cette plante obtient des succès, parce qu'en modifiant l'encéphale et la moelle épinière, elle parvient à rompre l'*innervation* morbide, etc.
Elle occasione un trouble marqué dans l'exercice de	Elle est conseillée contre les affections de l'appareil circu-

la circulation du sang, et rend les contractions du cœur déréglées, inégales.

Du côté de l'appareil respiratoire, elle peut provoquer une toux répétée, causer de l'oppression, un état d'anxiété.

Elle produit souvent des troubles nerveux de l'estomac et des intestins.

Elle amène dans les muscles des contractions involontaires, des sautillemens, des secousses dans les bras et les jambes.

Elle peut produire dans le cerveau une congestion accompagnée du trouble des sensations et d'un état d'hébétude.

(Ouvrage cité, page 397 et suiv.)

Effets pathogénétiques de la jusquiame.

C'est surtout sur l'appareil cérébral que se montre bien le pouvoir de cette plante. Elle occasione des céphalalgies, des agitations, des anxiétés, fréquemment un état de somnolence, avec des rêves pénibles, délire, etc. Elle altère les sensations, produit des hallucinations, et fait ressentir son influence aux facultés affectives elles-mêmes.

latoire, contre les accidens nerveux, les palpitations, les secousses convulsives du cœur.

On l'oppose aux toux sèches, nerveuses, convulsives, surtout à la coqueluche.

Elle a remédié à des coliques spasmodiques et à des soulèvemens d'estomac.

On la conseille contre les convulsions des membres, et la danse de St-With. Greding, Stoll et d'autres praticiens, ont obtenu un résultat remarquable de son emploi contre l'épilepsie.

On l'a vantée contre les épanchemens séreux de l'encéphale dont les symptômes ordinaires sont la somnolence, un affaiblissement des sensations, de l'intelligence, de la mémoire, etc.

(Page 408 et suivantes.)

Affections que la jusquiame guérit.

Ses succès dans les maladies de l'appareil cérébral ont surtout été élevés bien haut. On l'a vantée dans la manie, l'hypochondrie. L'auteur lui attribue beaucoup d'efficacité contre la démence des vieillards.

Elle occasione dans les membres des tremblemens , des secousses convulsives, des douleurs vives et passagères.

L'auteur parle de *douleurs névrilémites* qu'il rattache aux effets de la plante sur l'appareil cérébral.

Son usage occasione des coliques , et d'autres phénomènes qui paraissent tenir à un trouble de l'innervation ; comme une difficulté dans l'exercice de la digestion, des nausées, des vomissemens, etc.

Pendant son action, le pouls se montre lent , irrégulier , multiforme ; il y a un trouble évident dans la circulation du sang.

Son emploi donne fréquemment lieu à de l'oppression , à une dyspnée assez vive : phénomènes qui attestent un désordre de l'innervation.

(Page 370 et suivantes).

On l'a opposée avec succès aux convulsions , aux tremblemens des membres, à l'épilepsie.

M. Méglin s'en est servi avec avantage contre les névralgies, surtout contre le tic douloureux de la face.

Elle a fait cesser des vomissemens , des coliques , dépendant d'un trouble de l'innervation.

On a reconnu son utilité contre les lésions vitales du cœur, contre les palpitations, les secousses convulsives de ce viscère, etc.

On conçoit son utilité dans les lésions vitales du poumon , dans les toux nerveuses , les oppressions spasmodiques, les asthmes, etc.

(Page 385 et suivantes.)

Si nous devions continuer les citations de ce genre, les articles sur l'arnica, l'aconit, la noix vomique, la douce-amère , etc. , nous offriraient des rapprochemens non moins significatifs. Qu'il nous suffise de renvoyer les lecteurs à l'ouvrage désigné, et ils conviendront avec nous que, si la loi des semblables ne se trouve pas formulée dans les livres de l'allopathie, ses moyens de démonstration y sont au moins établis.

On pourrait s'étonner , d'après ces considérations, que la découverte de Hahnemann ait échappé si long-temps à l'attention des observateurs. Mais, quand on les voit dominés sans cesse par le besoin de rattacher à leur dogme tous les phénomènes thérapeutiques, on comprend qu'ils soient restés si long-temps à côté de la vérité sans pouvoir la saisir.

Que les praticiens nous parlent de leurs méthodes *rationnelles*, qu'ils prétendent établir un rapport raisonné entre les propriétés d'un médicament et la maladie qu'il doit combattre, cela peut s'admettre dans l'application de ce qu'ils appellent leurs médications directes. Le dogme peut se poser alors avec quelque prétention, sauf à avouer ses incertitudes en voyant ces rapports varier, suivant la nature supposée des maladies et les idées différentes que l'on peut se faire de l'action des substances médicamenteuses. Mais aussi, quand l'école confesse, d'une part, son ignorance sur la nature d'une foule d'états morbides dont elle fait une classe séparée dans ses ouvrages méthodiques; quand, d'un autre côté, on la voit forcée d'admettre une classe de médicamens *incertæ sedis*, dont elle ne peut pénétrer le mode d'action; que signifient alors ses prétentions au *rationalisme ?*

Nous ne chercherons pas à appuyer la loi des semblables sur des vues sytématiques dont nous sommes loin de nier l'importance, mais qui entraîneraient forcément à des principes exclusifs que de longues observations peuvent seules confirmer. C'est pourquoi, nous ne discuterons pas si la loi Hahnemanienne se rattache à celle de l'harmonie universelle, ou si elle en découle. Les argumens qui pourraient ressortir de cette considération nous entraîneraient trop loin. Ne nous étant proposé dans ce travail que de présenter l'homœopathie en rapport avec les faits, contentons-nous de renvoyer le lecteur aux publications dans lesquelles les points théoriques de la nouvelle doctrine ont été largement posés et discutés. Nous signalerons avant tout l'Organon de Hahnemann, et les savantes leçons du docteur Léon Simon.

Pour terminer ce chapitre, nous extrairons du Bulletin de thérapeutique (juillet 1835, t. VII), les réflexions que la loi des semblables a inspirées à l'un des professeurs les plus distingués de l'école de Paris, à M. Andral. Les détracteurs de l'homœopathie, devront tenir compte au moins des expressions d'un juge si éclairé·et si justement estimé.

« Sans préjuger ici la question que les ho-
» mœopathes ont soulevée dans ces derniers temps,
» sur la propriété qu'auraient les agens curatifs de
» déterminer, dans l'organisme, les maladies qu'en
» allopathie on se propose de combattre par eux ;
» nous croyons que c'est là une vue qu'appuient

» quelques faits incontestables, et qui, à cause des
» conséquences immenses qui peuvent en résulter,
» mérite au moins l'attention des observateurs. A
» supposer, ce qui est très-probable, que Hahne-
» mann soit tombé à cet égard dans l'exagération,
» si facile aux théoriciens, parmi les faits nombreux
» qu'il cite à l'appui de ses opinions, il est certain
» qu'il en est quelques uns qui sont parfaitement
» en harmonie avec sa pensée. Que l'on répète ces
» expériences, il est vraisemblable que l'on verra
» surgir quelques autres faits aussi authentiques;
» qu'un esprit vigoureux médite ces faits, qu'il les
» compare après les avoir explorés sous toutes leurs
» faces, qui sait les conséquences qui en pourraient
» jaillir ? Nous ne savons le tout de rien, disait
» Montaigne. Si nous savions le tout de quelque
» chose, quel progrès immense pourrions-nous
» ajouter ! car nous aurions le criterium de la vérité
» complète. »

THÉORIE DE LA PSORE ET DES AUTRES MIASMES CHRONIQUES.

Des idées analogues à ce point de la doctrine
homœopathique, avaient cours autrefois dans la
science. On admettait que beaucoup de maladies
chroniques étaient entretenues par des causes in-

ternes, inappréciables aux sens, mais constantes dans leurs effets ; on se représentait ces influences comme une sorte d'infection générale, impénétrable dans sa nature, et que l'on se contentait de traduire par les mots *vices intérieurs*, *virus*, *miasmes* enfin. Pour voir nos auteurs nous parler dans leurs livres des vices vénérien, scrofuleux, psorique, rhumatismal, goutteux, etc., il n'est pas nécessaire de remonter bien loin ; et peut-être trouverait-on encore, parmi nos célébrités d'aujourd'hui, des hommes qui comprendraient ce langage.

Si la science moderne est arrivée à prendre en pitié ces croyances du passé ; si, pour donner raison à la théorie de l'irritation, on est allé jusqu'à contester l'existence du virus vénérien, cette exagération au moins, n'a été partagée que par un petit nombre d'esprits exclusifs. Pour la masse des observateurs d'aujourd'hui, les faits ont parlé, les expériences ont eu leur signification. On croit généralement à l'existence de ce virus, bien qu'on n'ait pu ni le voir ni l'expliquer ; on ne doute pas qu'une fois transmis, il n'occasione une infection générale, persistante et durable, jusqu'à ce qu'on lui ait opposé des moyens *spécifiques;* on sait, qu'abandonné à lui-même, il peut, dès le principe, exercer ses ravages et les continuer à l'infini ; mais on admet aussi qu'il peut se masquer pour un temps, prendre une forme *latente*, et ne rendre ses effets manifestes qu'après un intervalle plus ou moins long.

Cette manière de voir de l'école actuelle, est aussi celle de Hahnemann, avec cette différence cependant que, tenant compte des diverses formes par lesquelles peut se traduire l'infection vénérienne, il conclut à la diversité des spécifiques qu'il faut lui opposer, suivant les cas. Ainsi, il ne confond pas avec les symptômes de la syphilis, les excroissances, les végétations, qui surviennent à la surface des membranes muqueuses ou de la peau, soit spontanément, soit à la suite d'un coït impur. L'expérience lui ayant démontré, que le mercure est impuissant contre elles, il a cru devoir distinguer ces effets de ceux que produit le virus syphilitique, et leur chercher une autre origine. Cette origine, il n'a pu l'attribuer qu'à l'existence d'un virus particulier qu'il nomme *sycosique*, en considération de la forme que présentent les lésions qu'il occasione.

D'un autre côté, Hahnemann, dès le commensement de ses essais, eut à remarquer, que l'homœopathie n'était pas toute-puissante dans le traitement des maladies chroniques que l'on ne pouvait rattacher ni à la syphilis ni à la *sycose ;* que, semblable à l'allopathie, elle ne faisait que pallier le mal pour un temps plus ou moins long, au bout duquel il se représentait, soit sous la même forme,

soit sous une forme nouvelle , toujours déplorable
pour le malade. Les adeptes de la nouvelle doctrine
expliquaient ces insuccès par le nombre trop peu
considérable encore des médicamens homœopathiques dont les effets purs avaient été éprouvés ;
ils comptaient sur le temps et sur les progrès de
la nouvelle matière médicale pour voir lever cet
obstacle. Mais Hahnemann , que cette difficulté
péoccupait sans cesse , arriva à penser que , dans
toutes les affections chroniques , on n'avait point
seulement affaire à l'état morbide actuellement
dessiné ; qu'on n'avait sous les yeux qu'une por-
tion d'un mal primitif , profondément situé , et
masqué dans ses ramifications intérieures. Consi-
dérant que ce mal primitif n'est jamais vaincu par
l'énergie d'une constitution robuste , qu'il ne cède
pas au régime le plus salubre , ni au genre de vie
le plus régulier ; qu'il ne peut s'éteindre de lui-
même , et qu'au contraire il s'aggrave sans cesse
avec les années , comme il arrive à toute maladie
miasmatique, à la syphilis, par exemple; il conclut,
que ce mal était lui-même de nature miasmatique.
Enfin , étudiant avec le plus grand soin tous les
faits qu'il avait sous les yeux, et consultant les observations laissées par ses devanciers , il se persuada bientôt que l'impossibilité de guérir certaines affections qui s'offraient comme des maladies
particulières , tenait , dans la plupart des cas , à

une gale antérieure *(psore)* dont les symptômes apparens avaient pu être supprimés par un traitement irrationnel, ou par toute autre cause, mais qui n'avait jamais été détruite dans sa racine. Dèslors le virus *psorique* lui apparut comme un véritable Protée , capable de se présenter sous toutes les formes morbides, d'envahir les divers organes et les divers tissus , et susceptible enfin de rester, pendant des années, à l'état *latent.*

On le voit, la théorie de la psore a été conçue *à priori;* elle est toute spéculative , et nous comprenons les préventions qui se sont élevées contre elle. Le plus grave des argumens qu'on puisse lui opposer, c'est que rien ne démontre l'existence réelle de cette cause intérieure, de cette entité *miasme*, qu'elle met en jeu. On pourrait , sur ce thème, rebattre toutes les raisons que les modernes ont soulevées contre l'ancienne théorie des virus. Pour notre compte , nous ne préjugerons rien sur cette question; nous nous contenterons de la présenter en rapport avec les faits , de la soumettre, en un mot, à l'analyse de l'observation.

Ceux qui liraient le *Traité des maladies chroniques*, ne pourraient disconvenir que la théorie de la psore reçoit un grand poids des masses de faits que Hahnemann à empruntés à des observateurs dont l'école actuelle ne contesterait pas le haut mérite. Ces faits établissent, qu'à l'éruption psorique connue sous le nom de *gale*, on a vu succéder une foule d'affections dont le dénombrement donne un tableau à peu près complet des maladies chroniques dont notre espèce peut être affligée. On a cité : l'hydrocéphale—l'apoplexie—la paralysie — la mélancolie — l'aliénation mentale — l'épilepsie — les convulsions — la cataracte — l'amaurose — la surdité — la pneumonie — la phthisie pulmonaire —l'hémoptysie — l'asthme — le catarrhe suffocant — certaines désorganisations de l'estomac — l'ictère — les hémorrhoïdes — le diabétès — la suppression d'urine — l'œdème — l'anasarque — l'ascite — l'hydrocèle — différentes espèces d'hydropisies — la carie — le rachitisme — etc., etc. On a présenté ces diverses maladies comme se trouvant liées dans beaucoup de cas à la gale qui les avait précédées ; et, si le mot *infection* n'a pas toujours été articulé par les observateurs, on peut dire que la plupart en ont laissé entrevoir l'idée.

Ces renseignemens du passé ont leur importance dans cette question : mais les faits que chaque praticien peut consulter tous les jours auront une signification plus grande encore. Or, si l'on interroge avec soin les individus affectés de maladies chroniques, le plus grand nombre accuse une gale antérieure : cela est constant, et la fréquence de ces révélations a lieu d'étonner, lorqu'une fois l'attention s'est éveillée sur ce point. Ce qui est constant aussi, c'est que presque tous les malades qui se trouvent dans ce cas, peuvent affirmer que des moyens locaux seuls ont été employés contre l'éruption psorique, que les moyens intérieurs ont toujours été négligés, circonstance qui donne du poids à l'idée d'une *répercussion*. Enfin, les malades qui ne se rappellent pas avoir contracté la gale, se souviennent au moins qu'ils ont eu une enfance maladive, qu'ils ont été sujets aux engorgemens glandulaires, aux gourmes, aux vers, aux convulsions, etc., phénomènes que Hahnemann rattache à une infection psorique *héréditaire*. Ce que l'expérience démontre encore, c'est qu'en tenant compte des principes qui découlent de cette théorie pour le traitement des maladies chroniques, on obtient le plus souvent des *anti-psoriques* homœopathiques, et surtout du *soufre*, les résultats les plus satisfaisans.

Les trois miasmes sur lesquels Hahnemann fonde toute la théorie des maladies chroniques, sont-ils les seuls que l'on doive admettre? Est-il possible de les considérer comme indépendans l'un de l'autre? Ne se pourrait-il pas qu'ils ne fussent que trois manifestations d'un seul et même virus, trois rameaux d'une souche commune? N'y a-t-il pas plusieurs espèces de psore, ou des subdivisions de ce miasme? Pourquoi tant de moyens différens contre le même virus? Toutes ces questions ont été soulevées déjà, et la matière est propre à en inspirer beaucoup d'autres. Nous laisserons au temps le soin d'en amener la solution. Pour rester fidèle au plan que nous nous sommes proposé dans ce travail, nous devons négliger les discussions de ce genre, et nous en tenir simplement aux raisons de l'expérience. C'est pourquoi nous terminerons ce chapitre par l'observation suivante.

Une jeune femme, cuisinière, âgée de trente-et-un ans, vint me consulter, il y a environ trois mois (1), pour des douleurs dans le côté droit de la tête, auxquelles elle était sujette depuis plus d'un an. Commençant à peine, alors, à m'occuper d'homœopathie, je procédai vis-à-vis de la malade, d'après la manière enseignée dans les écoles, c'est-à-dire que je cherchai à établir le diagnostic de l'affection dont elle se plaignait, et à puiser des indications dans la nature du mal. Après un examen scrupuleux, je fus porté à conclure que la malade était affectée d'une *névralgie temporo-faciale*, et j'agis en conséquence de cette détermination, et en tenant compte des seules circonstances qui servent d'enseignemens à la médecine dite rationnelle. Les émissions sanguines ne me paraissant pas indiquées, et la méthode révulsive ayant déjà été appliquée sans succès par un autre mé-

---

(1) Cette relation a été rédigée en 1834.

decin, je prescrivis des pilules composées avec extrait de jusquiame, oxide de zinc et acétate de morphine, et je conseillai un régime convenable, c'est-à-dire assorti à l'idée que je me faisais de la maladie. Pendant les premiers jours de ce traitement, la malade se trouva beaucoup mieux, et, bien que les pilules l'agitassent fortement, comme elle le disait, elle vint au bout de quelque temps me prier de lui en formuler de nouvelles. Mais au bout de 15 ou 20 jours de leur emploi journalier, leur effet avantageux cessa de se manifester, et la malade renonça bientôt à un traitement dans lequel elle avait eu d'abord quelque espoir.

L'ayant revue au commencement de juillet, je lui proposai d'essayer sur elle de nouveaux moyens, de la traiter homœopathiquemeut, en un mot. Elle s'y décida, et je dressai le tableau suivant des phénomènes morbides qu'elle offrait.

— La malade éprouve souvent des étourdissemens quand elle monte un escalier ; et quand elle se baisse pour ramasser quelque chose. Elle y est sujette le matin au sortir du lit, et il est rare qu'elle n'en éprouve pas pendant qu'elle s'habille.

Habituellement elle a dans la tête une sensation de fatigue, de lourdeur qui la rend tout hébétée et qui est prononcée surtout du côté droit. Il y a propension de la tête à tomber de ce côté. Mouvemens d'exacerbations revenant surtout après les repas, consistant dans des élancemens douloureux, des traits de feu, mobiles, siégeant tantôt dans la région pariétale droite, tantôt dans la temporale ; d'autres fois dans le côté droit de la face, surtout dans les gencives. Les crises, accompagnées de battemens, de bouillonnemens dans la tête, durent quelquefois deux ou trois heures, et se terminent par une sensation de froid et d'engourdissement dans le côté droit de la tête et de la face. Pendant les crises, le côté douloureux est rouge et chaud, la malade éprouve une grande anxiété. — La partie extérieure de la tête n'offre rien de remarquable pour le moment ; mais de petits boutons y apparaissent à diverses époques, à ce que dit la malade.

—Les yeux sont un peu ternes, et la malade dit y éprouver de la pesanteur, surtout le matin.

—Bourdonnemens, cloches dans les deux oreilles, surtout à l'instant des crises ; quelquefois la malade y ressent un claquement quand elle se mouche. Dureté de l'ouïe.

— Gêne, embarras dans le nez, les narines sont souvent bouchées. Odorat émoussé.

—Pâleur maladive de la face, qui est ordinairement d'un jaune pâle et terne.

— Sensibilité des dents, surtout du côté malade ; assez souvent, élancemens dans une dent cariée qui se trouve du côté gauche de la mâchoire supérieure. — Bouche mauvaise le matin; enduit jaunâtre de la langue ; goût fade ; soif assez prononcée.

— Sensation dans le gosier d'une gêne toute particulière. La malade dit qu'il lui semble qu'elle ait le gosier collé. La déglutition est gênée, surtout celle de la salive.

— Appétit médiocre, désirs d'alimens sapides. Les alimens trop froids et trop chauds sont digérés dificilement. En général, la digestion se fait avec peine , et la malade a le sentiment d'un poids à l'estomac après avoir mangé. Epigastre sensible à la pression.

— Assez souvent, coliques légères dans diverses parties du ventre; surtout après le repas. Constipation habituelle, durant ordinairement trois ou quatre jours et se terminant quelquefois par des selles liquides, âcres et chaudes au passage. Hémorrhoïdes externes, petites et non fluentes.

— Menstruation normale. L'apparition des règles est souvent précédée pendant quelques jours par des flueurs blanches peu abondantes , aqueuses et presque incolores.

— Rien de remarquable à l'appareil urinaire.

— Respiration courte et gênée quand la malade monte un escalier. Palpitation de cœur.

—Pieds et mains habituellement froids et secs. Difficulté à transpirer ; assez souvent horripilation de la peau, avec sensation de refroidissement. Débilité musculaire : peu d'exercice fatigue vite la malade.

— Sommeil agité ; assez souvent rêves effrayans.

— Grande susceptibilité dans le caractère ; vivacité , emportemens ; tristesse, morosité.

Tel était l'ensemble des sensations morbides qu'éprouvait la malade.

Mais ces renseignemens pouvaient ne pas être suffisans. Je l'interrogeai sur sa santé passée, et j'appris qu'à l'âge de douze ans, elle avait contracté la gale ; que cette maladie avait été traitée par des moyens externes seulement, et qu'elle avait eu six semaines de durée. Il y a deux ans, la malade avait été atteinte d'une fluxion de poitrine qui passa à l'état chronique et dura trois mois. Dans cet espace de temps, elle fut saignée quatre fois.

Cette circonstance d'une gale rentrée antérieurement ne pouvait laisser de doute sur l'existence du vice psorique chez la malade; il était indispensable, pour trouver un remède efficace, de le chercher parmi les médicamens antipsoriques homœopathiques.

Trois médicamens antipsoriques me parurent d'abord appropriés aux phénomènes morbides dont j'avais le tableau sous les yeux. Ces médicamens étaient le *soufre*, *la chaux carbonatée*, *la belladone*. En rapprochant avec soin les symptômes que chacun d'eux a la faculté de produire, et les symptômes offerts par la malade, je donnai la préférence à la chaux carbonatée, parce qu'elle me parut couvrir un plus grand nombre de symptômes que les deux autres. Mais comme il est de précepte dans les ouvrages de matière médicale, de faire précéder l'emploi de la chaux carbonatée de celui du soufre, je crus devoir prescrire d'abord trois globules de soufre à la 4ᵉ dilution, à prendre le lendemain quelque temps avant le premier repas.

Le 11 juillet, la malade vint me revoir. Son mal de tête, me dit-elle, existait toujours, mais il avait changé de caractère ; au lieu d'être borné au côté droit, il était répandu alors dans toute la tête et consistait en un sentiment de pression douloureuse et assourdissante, plus prononcé cependant à droite qu'à gauche. Les élancemens avaient cessé de se manifester.

La pesanteur des yeux avait diminué.

Les oreilles bourdonnaient toujours.

Le nez était toujours pris.

La face était moins terne et offrait une légère teinte rosée.

La gêne du gosier avait disparu.

L'appétit était meilleur et les digestions plus faciles.

Les selles étaient devenues journalières, les coliques avaient disparu.

Sommeil plus calme.

En somme, la malade trouvait son état amélioré, et commençait à espérer sa guérison, parce que, disait-elle, il s'était opéré en elle un changement extraordinaire et inaccoutumé. Je lui donnai à prendre pour le lendemain trois globules de chaux carbonatée à la 30e dilution, et l'engageai à repasser quatre jours après.

Le 16, elle m'assura que son mal de tête était dissipé et qu'elle n'éprouvait plus qu'une sensation incommode à la partie postérieure et droite de la tête. Il lui semblait que quelque chose se remuait dans ce point, à l'intérieur.

Elle n'éprouvait plus aucun bruit dans les oreilles.

Le nez était plus embarrassé que de coutume.

Le gosier était libre.

L'appétit devenait de jour en jour plus prononcé.

Il y avait régulièrement une ou deux selles par jour.

Je prescrivis de nouveau trois globules de chaux carbonatée.

Le 21, la malade vint me revoir. Son état n'avait pas changé depuis le 16. Elle était toujours incommodée par la sensation dont nous avons parlé. Cependant elle était très-satisfaite de son traitement et se trouvait généralement bien.

La potasse ayant occasioné quelquefois un phénomène analogue à celui qu'éprouvait la malade, je prescrivis trois globules de ce médicament.

Le 25, la malade ne se plaignait plus que d'un peu d'embarras du nez, qui s'est dissipé depuis.

Je l'ai revue il y a quelques jours, et sa guérison s'était maintenue. La dernière fois qu'elle a eu ses règles, elle a été fort surprise de ne pas voir apparaître les flueurs blanches qui les précédaient ordinairement. Elle m'a assuré qu'elle n'était plus sujette à éprouver des étourdissemens ; que les battemens de son cœur étaient encore prononcés lorsqu'elle montait un escalier, mais qu'elle n'était plus menacée de suffocation comme autrefois. Son appétit était toujours bon, ses digestions faciles et les selles journalières.

Cette observation nous paraît ne pas avoir besoin de commentaires.

MATIÈRE MÉDICALE HOMŒOPATHIQUE.

Une conséquence forcée de la loi des semblables, c'est le changement qu'elle apporte dans les termes du problème thérapeutique.

Si l'homœopathie ne se distingue de l'école actuelle, dans sa manière d'étudier les maladies, que par le plus de soin qu'elle consacre à l'observation des symptômes, et par le rejet formel de toute hypothèse sur la nature des altérations pathologiques; elle diffère complétement avec elle, sur la question de savoir comment on peut arriver à connaître la vraie puissance des substances médicamenteuses.

Ici, les avantages de la méthode homœopathique nous semblent incontestables.

L'école actuelle, et toutes celles qui, en la précédant ont affiché leurs prétentions *au rationalisme*, ont toujours cherché à baser le traitement des maladies sur leur nature supposée. Prenant pour guide le principe *contraria contrariis*, elles ont cru pouvoir saisir des rapports certains entre la nature des modifications morbides et le mode d'action des substances destinées à les combattre. C'est ainsi que la médecine chimique ou alchimique, attribuant la plupart des maladies à un vice alcalin, acide ou salin, du sang, mettait en jeu, avant tout, les moyens chimiques eux-mêmes. C'est ainsi que l'on a combattu, successivement, l'excès de tonicité des fibres, leur relâchement, l'épaississement du sang, l'irritation, les spasmes, etc., etc., par des moyens auxquels on attribuait des vertus ou propriétés opposées à la modification intérieure qu'il fallait corriger. Ces vertus ou propriétés des médicamens étant elles-mêmes hypothétiques, il s'ensuivit forcément que l'on vit attribuer tour à tour à la même substance des propriétés fort différentes, quelquefois même opposées entre elles, suivant la théorie actuellement régnante. Ainsi, le musc lui-même a pu être rangé un instant au nombre des *antiphlogistiques*, par Marcus, qui, renchérissant sur Brown, voulait appliquer la théorie de l'inflammation aux maladies les moins inflammatoires. Ainsi, nos auteurs de matière médicale sont loin de s'accorder toujours entre eux, lorsqu'il s'agit de rattacher une substance médicamenteuse à telle ou telle de leurs médications générales.

À ceux qui voudraient contester la vérité de ces assertions, aux optimistes de bonne ou de mauvaise foi, qui n'accepteraient nos paroles que comme de vaines déclamations, nous opposerons le jugement exprimé par Bichat lui-même sur cette question : nous mettrons à profit la verve de son style et l'autorité de son génie.

« A quelles erreurs ne s'est-on pas laissé en-
» traîner dans l'emploi et dans la dénomination
» des médicamens? On créa des désobstruans,
» quand la théorie de l'obstruction était en vogue.
» Les incisifs naquirent quand celle de l'épaississe-
» ment des humeurs lui fut associée. Les expres-
» sions de délayans, d'atténuans, et les idées qu'on
» leur attacha, furent mises en avant à la même
» époque. Quand il fallut envelopper les âcres,

» on créa les invisquans, les incrassans, etc. Ceux
» qui ne virent que relâchement ou tension des
» fibres dans les maladies, que *laxum* et *strictum*,
» comme ils le disaient, employèrent les astringens
» et les relâchans; les rafraîchissans et les échauf-
» fans furent mis en usage surtout par ceux qui
» eurent spécialement égard, dans les maladies, à
» l'excès ou au défaut de calorique, etc.

» Des moyens identiques ont eu souvent des noms
» différens, suivant la manière dont on croyait
» qu'ils agissaient. Désobstruant pour l'un, relâ-
» chant pour l'autre, rafraîchissant pour un autre,
» le même médicament a été tour à tour employé
» dans des vues toutes différentes et même oppo-
» sées; tant il est vrai que l'esprit de l'homme
» marche au hasard quand le vague des opinions
» le conduit.

» Il n'y a pas eu en matière médicale de systè-
» mes généraux; mais cette science a été tour à
» tour influencée par ceux qui ont dominé en mé-
» decine; chacun a reflué sur elle, si je puis m'ex-
» primer ainsi. De là, le vague, l'incertitude qu'elle
» nous présente aujourd'hui. Incohérent assem-
» blage d'opinions elles-mêmes incohérentes, elle
» est peut-être de toutes les sciences physiologi-
» ques, celle où se peignent le mieux les travers
» de l'esprit humain : que dis-je? ce n'est point
» une science pour un esprit méthodique; c'est un

» assemblage informe d'idées inexactes, d'obser-
» vations souvent puériles, de moyens illusoires,
» de formules aussi bizarrement conçues que fasti-
» dieusement assemblées. On dit que la pra-
» tique de la médecine est rebutante ; je dis plus,
» elle n'est pas, sous certains rapports, celle d'un
» homme raisonnable, quand on en puise les
» principes dans la plupart de nos matières médi-
» cales, etc. (1). »

Ce jugement n'est-il pas assez sévère, assez ex-
plicite ? Ne justifie-t-il pas, au moins, les praticiens qui, soumis aux incertitudes et au dénûment
de la matière médicale actuelle, vont chercher
ailleurs des enseignemens ? Ne prescrit-il pas la
reconnaissance pour l'homme de génie qui a pu
entreprendre de reconstituer la matière médicale
sur de nouvelles bases ?

Jusqu'à Hahnemann, les agens thérapeutiques
n'ont été étudiés que sur l'homme malade. Toutes
les méthodes se sont résumées dans ces deux principes également faux : déterminer les propriétés
des médicamens d'après la nature des maladies
contre lesquelles ils se montraient salutaires ; ou
bien, conclure à l'inverse, des propriétés suppo-
sées des médicamens, à la nature des maladies.
L'étude, dans l'un et l'autre cas, procédant d'une

____

(1) Bichat. Anatomie générale ; considérations générales.

induction purement hypothétique, et dont chaque théorie se chargeait de démontrer la fausseté, faut-il s'étonner qu'en restant dans ce cercle vicieux, la matière médicale ait abouti à cette pénurie, à cette ignorance où nous la voyons.

Hahnemann, au contraire, guidé par le fait expérimental qui a donné lieu à la découverte de la loi des semblables, est venu établir en principe : que, s'il est une matière médicale qui mette au jour avec certitude la destination des substances médicamenteuses, ce doit être celle qui s'abstient de toute conjecture et de toute assertion vague relativement aux vertus dont elles sont douées, et qui se contente d'indiquer ce que les médicamens manifestent de leur vraie tendance à agir, par les symptômes auxquels ils donnent lieu dans le corps humain. Conséquent avec ce principe, il repousse les expériences cliniques, dans lesquelles les effets d'un médicament se confondent toujours avec ceux de la maladie, ce qui ne permet pas de les distinguer les uns des autres. Il n'admet que les expérimentations *pures*, c'est-à-dire sur l'homme *sain*. Il veut que ces expérimentations soient faites sur des personnes d'âge, de sexe, de constitution différens, afin de pouvoir préciser les effets constans et les distinguer de ceux qui ne sont qu'accidentels. Il veut que le sujet d'expérimentation soit dans un état de santé parfaite, et qu'il éloigne de lui les influences capables de modifier l'organisation, et de mêler leurs effets à ceux de la subtance expérimentée.

Ce n'est pas tout encore. A la méthode vicieuse d'étudier les agens thérapeutiques sur l'homme malade, se joint en allopathie un autre principe non moins erroné, et dont l'inconvénient a été compris plus d'une fois avant Hahnemann : nous voulons parler de l'emploi des mélanges médicamenteux. Quand un médecin prescrit à la fois à son malade une tisane simple et quelquefois composée ; quand il la fait accompagner d'une potion dans laquelle il associe une *base*, un *excipient*, un ou plusieurs *adjuvans*, un *correctif*, est-il possible qu'il distingue ensuite les effets produits par telle ou telle substance d'un mélange si complexe ? Sans parler des altérations que ces mélanges doivent faire éprouver aux médicamens, lors même qu'il ne se passe entre eux aucune réaction chimique, qui pourrait calculer les résultats du croisement, de l'opposition et de la coopération des propriétés particulières à chacun des composans. N'est-ce pas le cas de dire avec Montaigne : « De tout cet amas, » ayant fait une mixture de breuvage, n'est-ce pas » quelque espèce de rêverie d'espérer que ces ver » tus s'aillent divisant et triant de cette confusion » et mélange, pour courir à charges si diverses ? » Je craindrais infiniment qu'elles perdissent ou

» échangeassent leurs étiquettes et troublassent
» leurs quartiers. »

Hahnemann condamne d'une manière aussi formelle ces associations des médicamens. Il prescrit l'emploi des substances simples, dans l'application thérapeutique aussi bien que dans les expérimentations qui ont pour but de mettre au jour leur puissance. « N'est-il pas absurde, dit-il, d'at-
» tribuer un effet à une force, tandis qu'il y avait
» en jeu, dans le même temps, d'autres forces qui
» souvent ont contribué plus qu'elle à le produire?
» Il ne serait pas plus ridicule de nous dire qu'on
» a découvert un aliment d'excellente qualité dans
» le sel de cuisine ; qu'on l'a prescrit avec succès à
» un homme demi-mort de faim qui s'en est trouvé
» sur-le-champ restauré comme par miracle, et
» que la formule à suivre en pareil cas, est celle-ci :
» Prenez une demi-once de sel marin, principale
» substance de votre recette analeptique; faites dis-
» soudre ce sel, selon les règles de l'art, dans suf-
» fisante quantité d'eau bouillante, à titre d'exci-
» pient ou de véhicule; ajoutez, pour correctif,
» un bon morceau de beurre ; puis, pour adju-
» vant, une livre de pain coupé par tranches minces,
» et donnez le tout à la fois, après avoir bien remué.
» On serait tout aussi fondé à dire que le sel fait la
» base de cette soupe, que le beurre et le pain n'y
» sont que des accessoires, et que, préparée ponc-

» tuellement d'après la formule, elle ne manque
» jamais son effet salutaire. »

Telles sont les bases que Hahnemann a posées
pour l'édification d'une matière médicale; n'y a-t-
il pas lieu de s'étonner que la thérapeutique soit
restée si long-temps en dehors de ces principes si
simples et si naturels ?

Assise sur ces fondemens solides, la nouvelle
matière médicale a été nommée *pure* par son auteur, et l'on ne peut méconnaître que la conception sur laquelle elle repose lui mérite ce titre.
Mais dans son exécution, la matière médicale ho-
mœpathique ne nous paraît pas exempte de défaut. Il en est un, grave, attaché au mode de
classification adopté par les homœopathes alle-
mands, dans l'exposé des phénomènes pathogénétiques de chaque substance médicamenteuse. La
confusion et le caractère peu scientifique des divisions arbitraires suivies jusqu'à présent, frappent
bientôt les esprits par la gravité des inconvéniens
qu'ils entraînent. Bien qu'ils n'ôtent rien à la ri-
chesse déjà si grande de la matière médicale, ils
peuvent devenir une source de difficultés rebutan-
tes pour les commençans, et ils offrent à la malveillance des armes contre la nouvelle doctrine.

Cette classification, purement topographique,
qui consiste à diviser les symptômes en groupes li-
mités et circonscrits, a l'inconvénient de séparer

les uns des autres des phénomènes qui offrent entre
eux des relations incontestables. Certes, nous sommes loin de vouloir défendre ici l'abus des généra-
lisations que l'on peut reprocher aux matières médicales de l'école actuelle, et nous trouverons toujours admirables les soins minutieux que les Al-
lemands ont donnés à l'étude de la pathogénésie
médicamenteuse. Mais nous croyons pouvoir affirmer, qu'il y a inconvénient à séparer les uns des
autres, dans un tableau de symptômes, des phénomènes qui ont entre eux d'intimes liaisons.
Ainsi, c'est à tort que l'homœopathie néglige de
mettre à profit les enseignemens importans qu'elle
peut tirer de la connaissance des sympathies organiques. Les connexions existantes entre certains
appareils organiques, et entre les diverses parties
d'un même appareil, sont aussi trop manifestes
pour qu'on puisse, dans tous les cas, séparer les unes
des autres les expressions pathogénétiques qui partent de points différens. Ainsi, les sympathies re-
connues de l'estomac avec le cerveau ; l'influence
de ce dernier organe sur les sens et l'appareil de
la locomotion, condamnent ces divisions arbitraires. On en peut dire autant des rapports physiologiques qu'offrent entre eux les reins, la vessie et
le canal de l'urètre chez l'homme ; ehez la femme
les mamelles et les organes de la génération ; etc.
Vouloir isoler, dans tous les cas, des phénomènes

dont les liaisons ne peuvent être douteuses, ne se-
rait-ce pas compliquer en vain l'étude de la matière médicale, et lui créer des difficultés en l'obs-
curcissant?

MALADIES MÉDICINALES.

La question qui va nous occuper ici, aurait pu
être renvoyée au chapitre suivant, dans lequel nous
dirons comment l'homœopathie envisage les causes
des maladies, et les indications qu'elle en tire pour
leur traitement. Mais, comme il s'agit encore d'une
vue particulière à la nouvelle doctrine, nous avons
cru devoir l'isoler des autres questions relatives à
l'étiologie des affections morbides.

Jusqu'à Hahnemann, les praticiens n'ont vu
dans les substances médicamenteuses que des
moyens thérapeutiques, incapables de nuire tant
qu'ils n'étaient employés qu'aux doses prescrites
dans les pharmacopées ordinaires. De tous temps,
ces doses ont été déterminées pour la plupart des
médicamens, de manière à laisser aux médecins la
plus grande latitude dans leur administration. La
réserve n'a guère été établie que pour les substances très-énergiques, les poisons. S'agit-il des médicamens que l'école considère comme absolument

inoffensifs, à peine les praticiens croient-ils devoir
en fixer les doses à leurs malades : la substance une
fois prescrite, son inutilité reconnue au bout d'un
temps plus ou moins long, ou le dégoût qui peut
survenir, mettent seuls des bornes à son usage.
Tout le monde sait, que les tisanes et autres bois-
sons médicamenteuses, sont ordonnées généralement par pintes à la journée; et l'on peut dire que
la modération n'est guère à l'ordre du jour pour
la plupart des substances végétales. S'agit-il de
médicamens plus actifs, dont l'emploi à trop fortes
doses pourrait impressionner un malade au-delà
du but que l'on se propose, toute la modération
consiste à prescrire des doses faibles, qui peuvent
être augmentées graduellement et à l'infini, tant
qu'elles ne donnent pas lieu à de graves perturbations. Enfin, pour les substances toxiques elles-
mêmes, la modération peut aussi se transformer
graduellement en abus, s'il ne survient pas de phénomènes qui fassent craindre aux praticiens de
compromettre, sinon l'existence de leurs malades,
au moins le reste de santé dont ils jouissent encore.

Hahnemann pense, que toute substance douée
de propriétés médicamenteuses, peut devenir
cause de maladie lorsqu'on l'administre à trop
fortes doses, ou lorsque l'on soumet trop long-
temps le corps humain à sa puissance. En effet,
comment concevoir un moyen actif contre un état

pathologique , qui ne le soit aussi contre les parties exemptes de toute modification morbide ? A côté de l'utilité ne faut-il pas voir là l'inconvénient; n'y a-t-il pas lieu de distinguer entre l'usage et l'abus des substances médicamenteuses ?

Cette manière d'envisager la puissance des médicamens , avait été pressentie par quelques uns des observateurs qui ont précédé Hahnemann. Depuis long-temps déjà, l'allopathie a décrit dans ses livres les lésions que le *mercure* ou ses préparations, peuvent produire dans le corps humain. Mais cette observation purement empirique, s'était bornée à ce seul agent thérapeutique; elle n'entraînait d'autre conséquence que celle d'imposer une grande circonspection aux praticiens qui osaient recourir encore à des moyens capables de produire des effets si désastreux. Le mal une fois produit, n'avait pour remède, aux yeux de l'allopathie, que le temps et les forces de la nature.

En constatant avec ses devanciers tous les désordres que le mercure peut produire dans le corps humain, Hahnemann, lui, a eu la gloire d'indiquer des moyens propres à y remédier. Guidé par les vues importantes qui découlent de la loi des semblables , il est arrivé à déterminer quels sont les *antidotes* des diverses substances médicamenteuses; car il a démontré que les inconvéniens reconnus pour le mercure existent aussi pour d'autres substances, telles que le *quinquina*, *l'opium*, les préparations *arsénicales*, etc.

Parmi les exemples propres à démontrer l'importance de ce point de la nouvelle doctrine, nous rapporterons le suivant :

Monsieur W......, fabricant, rue Quincampoix, âgé de 33 ans, vint me consulter pour une affection qu'il considérait comme nerveuse, d'après l'avis des médecins qui l'avaient soigné jusque-là. Il m'apprit que toutes les nuits il était sujet à ce qu'il nommait des attaques d'évanouissement, qui se répétaient fort souvent, et duraient plus ou moins de temps, tantôt quelques secondes, tantôt une ou deux minutes. D'habitude, me dit-il, c'était au moment de se coucher, et souvent en se déshabillant, qu'il voyait survenir la première attaque. Deux ou trois secousses convulsives du cœur avaient lieu, puis il lui semblait tout à coup que sa poitrine se glaçait, et il tombait perdant connaissance. Dans le cours d'une nuit, la même attaque se renouvelait sept, huit ou dix fois, plus ou moins, et la jeune femme du malade était presque toujours sur pied ; vers le matin seulement, arrivait un sommeil calme et tranquille, et le malade se levait pour vaquer à ses occupations, et jouir d'une santé parfaite pendant toute la journée.

A ces phénomènes morbides, l'allopathie avait opposé, sans succès, des cautères sur la poitrine, dans la région du cœur.

L'examen auquel je soumis M. W......, ne m'apprenant rien sur une affection si singulière qui, hors le moment des crises, ne laissait après elle aucun symptôme, je crus, dès-lors, ne pouvoir fonder mon diagnostic que sur la recherche de la cause dont la maladie dépendait.

M. W...... m'apprit, qu'étant militaire, il avait contracté un écoulement syphilitique que l'on avait traité par diverses tisanes, et par l'emploi de pilules mercurielles. Cet écoulement s'était guéri assez vîte, et pendant les six années qui suivirent, M. W. avait joui d'une santé parfaite. Ce n'était que depuis cinq ou six mois, qu'il avait été pris subitement de l'affection pour laquelle il me consultait.

Les diverses recherches que j'avais faites, ayant abouti sous tous les autres rapports à la négative, il me fut impossible de rattacher le mal présent à autre chose qu'à la syphilis antérieure, ou plutôt au mercure par lequel on l'avait combattue. Je fis connaître ma manière de voir à M. W. : il ne put comprendre la liaison que je trouvais entre sa maladie actuelle et une circonstance dont elle était séparée par un intervalle de près de six ans. Je n'en persistai pas moins à me guider d'après la seule indication qui me fut offerte. Je remis au malade un médicament antidote du mercure, *acide nitrique*, trois globules à la 30° dilution, me proposant de le soumettre ensuite à l'*or* et à d'autres antidotes, s'il y avait lieu. Cette dose d'*acide nitrique* devait être dissoute dans deux cuillerées d'eau, et prise en quatre fois.

Dès la première prise, M. W. n'eut plus d'attaque,

et après plus de deux ans que j'ai eu occasion de le voir, sa guérison s'était maintenue.

A cette observat on, curieuse autant qu'elle nous semble concluante, nous en pourrions ajouter beaucoup d'autres, choisies dans le même ordre, et propres à démontrer aussi, que, dans une foule de cas, où les praticiens croient avoir à combattre des syphilis invétérées, contre lesquelles ils voient échouer tous les mercuriaux, il ne s'agit, le plus souvent, que de remédier aux effets de ces derniers pour obtenir une amélioration sensible et souvent une guérison complète. Nous nous contenterons de rapporter sommairement le fait suivant.

Madame B......, avait contracté une syphilis constitutionnelle, pour laquelle elle avait consulté les premières célébrités de l'allopathie et un grand nombre de médecins ordinaires, charlatans et autres. Tous, à peu près, lui avaient conseillé l'usage de préparations mercurielles, et madame B. allait de mal en pis, lorsqu'elle eut connaissance des succès que j'avais obtenus dans des cas analogues au sien. Appelé auprès d'elle, je la trouvai dans un état déplorable. Tout le fond du gosier, rouge et enflammé, avait été labouré par des ulcères, dont les traces subsistaient encore; une partie du voile du palais avait disparu; tout le cou était endolori par suite de l'engorgement de la plupart des glandes lymphatiques de cette région. L'épaule gauche était déformée par des exostoses si fortes, que les mouvemens du bras correspondant étaient devenu presque impossibles : d'autres exostoses étaient aussi visibles dans diverses parties des membres. La malade avait perdu la plus grande partie de ses cheveux, et elle pouvait à peine supporter la plus légère coiffure, tant les os du crâne et leurs tégumens étaient devenus sensibles à la pression. Des douleurs sourdes et parfois élançantes dans les côtés de la poitrine et du ventre, la tourmentaient continuellement. Perte complète de l'appétit; constipation extrême, sommeil troublé par une grande agitation et par l'exacerbation de toutes les douleurs ; morosité, découragement de la malade, dont le caractère était autrefois très-gai.

A ces symptômes si graves, et dont la cause ne pouvait être douteuse pour moi, j'opposai successivement divers antidotes du mercure ; d'abord le *foie de soufre* et *l'acide nitrique* alternés; puis le *soufre, l'or, le china, la belladone*, suivant les indications qui persistèrent ensuite.

Dès le commencement du traitement, l'appétit revint, la constipation cessa, toutes les douleurs se calmèrent, la malade reprit de la gaieté. En moins de deux mois, la rougeur et le gonflement du gosier avaient disparu; les glandes du cou avaient repris leur état normal; les diverses exostoses s'effaçaient; le bras commençait à jouir d'une plus grande liberté dans ses mouvemens. Je continuai encore mes soins pendant deux autres mois, au bout desquels madame B. se considéra comme guérie. L'épaule seule restait encore un peu déformée.

A l'égard du quinquina et de ses préparations, le tableau que Hahnemann a retracé des désordres qu'ils peuvent produire dans l'économie humaine, a quelque chose d'effrayant; et l'on ne peut trop déplorer, quand on l'a sous les yeux, la manière dont les praticiens prodiguent chaque jour le sulfate de quinine contre les fièvres ou autres affections périodiques. L'expérience prouve que ce que nous avons dit du mercure, s'applique aussi bien à cet agent thérapeutique, dont l'allopathie est loin de soupçonner les terribles effets. Ce que nous pouvons affirmer, pour l'avoir expérimenté plusieurs fois, c'est que, dans les cas de fièvres intermittentes rebelles, contre lesquelles on a épuisé vainement quelquefois *des onces* de sulfate de quinine, quelques doses des antidotes homœopathiques produisent des résultats surprenans. Il semble qu'alors, il suffise de détruire l'influence du sulfate de quinine, pour que la réaction vitale s'opère et amène la guérison.

EXAMEN COMPARÉ DES SOURCES AUXQUELLES L'HOMŒOPATHIE ET L'ALLOPATHIE VONT PUISER LEURS INDICATIONS THÉRAPEUTIQUES. —NATURE.—SIÉGE. — SYMPTOMES. — CAUSES DES MALADIES.

En présence des cadres nosologiques de l'école actuelle, on s'étonne des ordres restreints aux-

quels la sicence a réduit la multitude des cas morbides dont notre espèce peut être affligée. Admettant que ces classifications soient fondées en raison,
on admire cet esprit de méthode qui, en face
d'affections infinies dans leurs variétés, a su les
rapprocher entre elles avec précision, et établir
des limites fixes et constantes entre chaque caté-
gorie. La pathologie paraît alors une science ayant
ses principes et ses ordres aussi bien établis que
ceux de la botanique ou de toute autre branche
de l'histoire naturelle. On comprend toute l'importance que cette œuvre synthétique doit avoir
pour le praticien ; combien elle doit faciliter l'é-
tude des maladies, en la simplifiant.

Dans nos livres, tout cela est fort beau, en
effet.

Cependant, quand on laisse un ouvrage clas-
sique, auquel une célébrité a attaché son nom,
pour passer à un autre, admis également dans nos
écoles, on est bientôt surpris de ne plus trouver
dans celui-ci les classifications *rationnelles* que le
premier avait offertes. On se demande comment,
dans une science d'observation, les mêmes objets
ont pu se montrer sous des aspects si différens pour
chaque observateur ; par quelle subtilité d'esprit,
ce qui était simple trouble nerveux pour l'un, est
devenu irritation ou inflammation pour l'autre ;
comment le désaccord peut exister sur des ques-

tions de force ou de faiblesse ; pourquoi cet auteur admet des altérations humorales qu'un autre repousse ; pourquoi celui-ci tourne en dérision les maladies *spécifiques* de l'existence desquelles celui-là s'est montré convaincu, etc., etc.

Que l'on parcoure tous les ouvrages de médecine, anciens ou modernes, éclectiques ou dogmatiques , toujours on retrouve ces contradictions. Peut-on douter, en les constatant, que la pathologie, telle que l'école l'admet aujourd'hui , ne soit plutôt une science de spéculation que d'observation?

L'observation! Voilà pourtant la règle que chaque auteur croit devoir suivre ; la base puissante sur laquelle il s'appuie. Tous en effet , s'attachent à une étude attentive des phénomènes, tous observent : mais après l'observation, vient la déduction, ou l'interprétation , et cette méthode Bâconienne, tant vantée de nos jours , n'a pu mener la thérapeutique qu'au vague et à l'incertitude.

Aujourd'hui, on s'accorde généralement à reconnaître que la science n'a rien à savoir de la nature des maladies. Chaque auteur, dans ses prolégomènes, ne manque pas d'établir cette proposition formelle. Par quelle inconséquence arrive-t-il donc que, jusqu'à présent, les maladies n'aient été classées que d'après leur nature supposée ? En vain l'on se récrierait contre cette assertion : les choses, pour avoir changé de nom , n'en ont pas moins conservé la même portée qu'auparavant. Au lieu de natures *intimes*, pures enfans de l'imagination, on nous parle de natures *physiologique*, *organique*, *anatomo-pathologique*, à l'édification desquelles les vues spéculatives contribuent pour une trop grande part.

Faut-il le dire , les connaissances de l'anatomie pathologique, sont loin d'avoir porté les fruits que la thérapeutique en avait attendu. Le cadavre n'a pas fourni les révélations que la science lui demandait. Il n'en a fourni aucune sur la nature des maladies , et il s'en faut de beaucoup qu'il ait tout dévoilé sur leur siége. S'il nous a fait connaître les diverses altérations que peut subir le poumon, ou tout autre organe, avons-nous rien appris du mécanisme différent qui les opère ? Non, absolument rien, en dépit des recherches les plus minutieuses, en dépit des moyens les plus ingénieux, microscopiques et autres.

Quelle peut donc être la valeur de la thérapeutique actuelle, si c'est à cette source d'ignorance qu'elle va puiser ses principales indications !

A l'égard du siége des maladies , quelles dissensions n'existent pas encore dans l'école !

Il y a quinze ans à peine , au beau temps de la doctrine physiologique , la manie de localiser les diverses affections fut poussée si loin, que l'on vit rapporter à un siége unique la multitude des va-

riétés morbifiques. L'estomac et l'intestin, étaient
alors le théâtre où s'opéraient primitivement toutes
les altérations morbides : le reste ne souffrait que
secondairement et par sympathie. Tout était *gastro-entérite*, comme tout était *irritation,* et l'on
sait à quel point fut porté l'engouement pour les
idées du jour.

Cependant, ces principes basés sur un solidisme
exclusif, devaient subir le sort des principes d'humorisme qu'ils avaient combattus et remplacés.
Bien que la doctrine physiologique ait encore aujourd'hui ses partisans , on commence généralement à comprendre, dans l'appréciation des phénomènes physiologiques ou pathologiques , que,
dans l'économie humaine, les divers systèmes, les
divers organes, les divers élémens, sont dans une
dépendance réciproque les uns à l'égard des autres ; on exprime avec Bichat , que toute phy-
siologie exclusive de solidisme ou d'humorisme ,
mène à un véritable contre-sens pathologique ; on
montre assez de raison, pour s'abstenir de rechercher, lequel des élémens solide ou humoral, joue
le principal rôle dans la production des maladies ;
on devient assez humble pour admettre que, dans
l'organime en action , il faut tenir compte d'autre
chose que de la matière, et l'on reporte quelquefois ses idées vers le dynamisme vital.

Ces termes, sont ceux auxquels s'arrêtent aujourd'hui les éclectiques, c'est-à-dire la majorité du corps médical.

A première vue, ces principes de conciliation satisfont l'esprit et la raison. Ils semblent engager la thérapeutique dans la voie sûre de l'observation, libre de toute influence systématique. Mais il n'en est rien ; car, cette question, du siége primitif ou élémentaire des maladies, est rattachée à celle de leur nature par la thérapeutique actuelle, et entraîne les mêmes inconséquences. Elle n'empêche pas que, dans les divers cas pathologiques, l'éclectisme ne détermine le choix des remèdes par une induction illégitime, tout-à-fait en dehors de l'observation pure et simple.

C'est surtout dans l'application journalière de ces principes que l'on voit ressortir toute leur vanité. Entre tant d'exemples que nous pourrions citer, si nous nous arrêtons à celui dont le souvenir est encore saisissant pour tous les esprits, au choléra, quelles connaissances positives la science a-t-elle recueilli de la nature et du siége de cette terrible affection ? Qu'est-ce que le choléra pour l'école actuelle?... C'est à la fois une gastro-entérite, une névrose, une maladie humorale, toutes choses qui, d'après la signification des mots en pathologie, n'ont pas entre elles plus de ressemblance que le jour n'en a avec la nuit !

Quand on voit nos praticiens soumis, dès l'école, à ces contradictions , faut-il s'étonner qu'au lit des malades , les satires de Molière conservent encore toute leur force et toute leur vérité!

L'homœopathie , elle , ne nous éblouira pas les yeux par un étalage prétentieux de tableaux noso-logiques. Au lieu de résumer , par un procédé trompeur , toutes les maladies en un nombre de classes facultatif, elle commence par faire ressortir toutes les difficultés de la science, en établissant que chaque cas morbide représente une individualité absolue. Au lieu de raisonner et d'interprêter ce que vous ne pouvez comprendre, elle vous force à étudier chacun de ces cas individuels dans ses causes et dans ses symptômes. Elle ne voit pas de maladies ; car , pour elle , ces appellations nominales ont été jusqu'à présent trop arbitraires et trop sujettes au changement : elle ne voit que des individus malades. Vos entités *gastrite* , *encéphalite* , *bronchite*, *hépatite*, etc., etc, n'existent pas pour elle; car, dans ces espèces , toutes fondées qu'elles soient sur le siége organique des lésions morbides, elle saisit des distinctions sans nombre qui vous échappent, à vous MM. les allopathes.

Prenez un exemple : examinez avec soin plusieurs individus atteints de la maladie que vous appelez *gastrite* , l'une des plus claires et des plus positives pour vous, et dites si, dans les divers cas, cette maladie apparaît sous les formes constantes que vous lui attribuez ?... Vous admettez des variétés ; mais elles ne font que démontrer la vanité de vos prétentions à catégoriser les phénomènes pathologiques d'après leur *cause prochaine*. Non , la nature ne s'asservit pas ainsi à vos fantaisies. Donnez-vous la peine d'observer avec plus de soin que vous ne le faites; ne brûlez pas le pavé des rues pour voir dix malades à l'heure, et vous saisirez bientôt, même entre vos variétés, des nuances qui pourront étonner votre attention. L'uniformité des cas cessant à vos yeux, vos traitemens uniformes cesseront aussi, et vous arriverez à conquérir le titre de medecins observateurs, que, jusqu'à présent, vous nous semblez usurper (1).

(1) Les appellations nominales qu'emploie la pathologie , ne peuvent qu'exprimer le siége d'où partent les principaux phénomènes d'une maladie, et pourtant elles ont été inventées pour en faire préjuger la nature. La désinence *ite* , indique un état d'inflammation ou d'irritation, et entraîne pour conséquence un traitement *anti-phlogistique* absolu. Aussi la doctrine physiologique l'a-t-elle appliquée à toutes ses dénominations. Pour les éclectiques d'aujourd'hui , cette désinence conserve toute sa signification dogmatique : grâce à elle , ils peuvent parler encore de rationalisme en médecine. Mais ils lui en adjoignent d'autres qui ne sont plus que les expressions d'un empyrisme décourageant. A côté des mots *gastrite*, *céphalite*, etc., que signifient les mots *gastralgie*, *gastrodynie*, *céphalalgie*, *céphalée*, etc. ? Eux aussi, entraînent pour consé-

Encore moins l'homœopathie admettra-t-elle vos entités *fièvres*, *cachexies*, *névroses*, et tant d'autres qui ont le tort plus grave de ne rien représenter , pas même un siége organique positif et constant.

L'homœopathie procède aussi par l'observation ; mais elle se garde de passer de ce terrain positif à celui des hypothèses et des abstractions.

Bien différente des doctrines qui l'ont précédée, elle ne vient pas combattre des spéculations pour en établir d'autres; elle ne vient pas renverser des vues puisées dans un solidisme exclusif, pour donner raison à un système d'humorisme ou de vitalisme non moins exclusif. L'immense avantage de sa méthode, c'est de se tenir entièrement en dehors de ce cercle vicieux dans lequel la thérapeutique tourne depuis tant de siècles. Quand elle établit comme proposition formelle , que le médecin n'a rien à savoir , absolument rien , de la nature des maladies , elle ne commet pas l'inconséquence de chercher ses indications à une source d'ignorance avouée.

Ces deux questions de la nature et du siége des

---

quence l'emploi des *anti-spasmodiques* , et par là ils mettent au grand jour le désarroi de la thérapeutique ; car , dans ce cas, tout dogmatisme s'est évanoui; l'empyrisme seul reste avec tout son aveuglement.

maladies, toutes vagues et incertaines qu'elles sont, constituent cependant à peu près à elles seules, les bases de la thérapeutique actuelle. C'est en vue de leur solution, que nous voyons nos auteurs les plus classiques, établir cette proposition formelle : que dans le diagnostic réside toute la médecine, et que de lui découlent les indications thérapeutiques. Or, nous le demandons à tous ceux qui, au lieu de mots vides de sens, veulent des principes sûrs pour la pratique, quelle est la portée de cette assertion? Si la science n'a rien à savoir de la nature des maladies, si elle ne peut former que des spéculations sur leur siége primitif ou élémentaire, à quoi se réduit donc la valeur du mot diagnostic? Pour nous, dût notre proposition paraître scandaleuse à l'école, nous n'hésiterions pas à déclarer, que ce mot devrait être rayé du vocabulaire médical, si l'acception qu'on lui donne était la seule qu'il pût recevoir.

Mais il n'en est pas ainsi ; et personne ne s'aviserait de soutenir que la médecine n'a rien à savoir des maladies. Tant qu'il y aura une science, le mot diagnostic devra subsister. Il s'agit seulement, pour ceux qui l'emploient, de savoir imposer des limites à leurs prétentions. Si l'allopathie ne rencontre que confusion et ténèbres, à vouloir pénétrer le *comment* des choses, l'homœopathie est loin de lui ressembler, elle qui, pour arriver à la connaissance des maladies, n'a foi que dans l'appréciation des sens.

Renonçant à toute spéculation sur la nature des altérations pathologiques, l'homœopathie trouve dans le tableau général de leurs symptômes et dans la connaissance de leurs causes, des sources d'indications suffisantes pour leur traitement. Pour elle, l'œuvre du diagnostic devient une simple opération de comparaison entre le tableau de la maladie, d'une part, et les effets connus des agens thérapeutiques, d'autre part. Des lésions de sensations et des lésions de fonctions dont elle prescrit la plus minutieuse analyse, elle remonte par le raisonnement au siége de la modification intérieure, d'où partent les symptômes ; elle cherche à apprécier les caractères de cette modification, afin d'en tirer des conséquences pour le pronostic ; mais elle ne va pas plus loin. Elle n'est pas dominée, comme l'allopathie, par la vaine prétention d'approfondir le changement vital intérieur, l'effet prochain des causes, l'essence de la maladie en un mot. L'immense différence qu'il y a entre sa méthode et celle de l'école actuelle, c'est qu'au lieu de baser la thérapeutique d'une maladie, sur la détermination du *genre* auquel elle se rapporte, et de généraliser ainsi l'œuvre du diagnostic, elle veut que, dans chaque cas, le diagnostic soit individuel comme la maladie elle-même.

Mais aussi, l'homœopathie analyse les symptômes (lésions de sensations, de fonctions et de tex-
ture), elle étudie les causes des maladies, avec un
soin inconnu aux systèmes qui l'ont précédée. Si elle
tient compte des phénomènes que l'école actuelle
considère comme pathognomoniques, elle est loin
de négliger pour cela ceux qui ne sont qu'accessoires : ceux-ci peuvent même, dans certains cas, lui
fournir des indications déterminantes. Pour elle,
l'art du diagnostic consiste à prendre en considération, dans chaque cas individuel, les plus légères
nuances de symptômes relatives aux caractères des
sensations morbides, aux époques de la journée
où elles apparaissent ou s'aggravent, aux modifications que leur font éprouver le mouvement, le
repos, etc., etc. Si les principes que Hahnemann
a établis sur ce point prêtent à la critique, ce
n'est, on peut le dire, que parce que leur auteur
se montre trop minutieux, et qu'il attache trop
d'importance à de pures éventualités.

L'homœopathie élève au premier rang des indications thérapeutiques, l'éloignement des causes
occasionelles dont l'influence se fait ressentir encore. En cela ses principes sont ceux de l'allopathie ; mais elle se garde de négliger la connaissance
de ces causes par la raison seule que leur influence
serait suspendue. Ce n'est pas dans les livres de
l'homœopathie que nous lisons les phrases sui-

vantes : « qu'importe qu'une péripneumonie soit
» due à un coup porté sur la poitrine ou à l'im-
» pression du froid? La maladie produite, n'est-ce
» pas toujours l'inflammation du poumon qu'il
» faut traiter? (Rostan. Cours de médecine clini-
» que, t. 1ᵉʳ). » En homœopathie, la connaissance
de la cause occasionelle d'une maladie fixe souvent
le choix du médicament : témoin les affections
médicinales qui ont leurs antidotes déterminés.
Dans l'exemple rapporté, l'homœopathie au lieu
de confondre les deux cas de péripneumonie, les
distinguerait au contraire avec soin l'un de l'autre :
le premier lui indiquerait plus particulièrement
l'emploi de l'arnica ; le second, celui de la bryone
ou de la douce-amère. L'homœopathie n'admet
point de spécifique absolu : c'est pourquoi elle
n'emploie pas le même moyen dans tous les cas
d'une maladie donnée. Elle n'imite pas la médecine ordinaire qui, par exemple, oppose indistinc-
tement le quinquina à toutes les fièvres intermittentes, l'iode à tous les engorgemens glandulaires, etc. Elle a soin de distinguer, entre les divers
spécifiques d'une maladie, celui qui est approprié
à chaque cas individuel.

L'homœopathie prend aussi en grande considération le caractère épidémique ou endémique des
maladies. Elle a égard, plus que l'allopathie, au
genre de vie du malade, à ses dispositions mo-

rales, etc. C'est donc à tort qu'on lui a reproché de n'avoir en vue que des symptômes. « Dans » toutes les recherches, dit Hahnemann, on doit » prendre en considération l'état apparent de la » constitution physique du malade, la tournure de » son caractère et de son esprit, ses occupations, » son genre de vie, ses habitudes, ses relations » sociales, son âge, son sexe, etc. (organon). » Reconnaissons cependant, que Hahnemann accorde trop souvent une importance absolue à l'étude des symptômes, et qu'il y a lieu de s'étonner des contradictions qui existent, sur ce point, dans divers endroits de ses ouvrages.

CONCLUSION.

Nous avons fait connaître les principes par lesquels l'homœopathie se distingue des doctrines
qui l'ont précédée. Nous avons extrait de l'ensemble de la réforme hahnemanienne , les points
fondamentaux les plus remarquables , non pas
pour les discuter d'une manière abstraite , mais
pour les présenter simplement en rapport avec
les faits et les observations pratiques. Forcé, par
la nature de notre travail , de mettre souvent en
parallèle les principes de l'homœopathie et ceux
de l'allopathie, nous avons reconnu les avantages
que les premiers offrent sur les seconds dans la
plupart des questions thérapeutiques : mais nous
avons dit aussi les exagérations et les imperfections
de quelques uns des principes nouveaux.

Aux lecteurs qui attendraient de nous des con-
clusions plus formelles à l'égard de l'homœopathie
ou des systèmes adverses, nous répondrons : que le
temps et de longues observations pourront seuls
décider des questions dont l'importance prescrit la
plus grande réserve, et qui, trop souvent, aboutis-
sent encore pour nous au doute et à l'incertitude.
Pour se prononcer, absolument, entre les principes
nouveaux et ceux qui ont servi de guide aux géné-

rations passées, il ne faudrait rien moins qu'être entraîné par un enthousiasme irréfléchi, ou par le besoin raisonné de se rattacher exclusivement à une secte ou à un parti. D'autres que nous, ont pu condamner en masse les principes de l'allopathie, de même que l'école actuelle a pu repousser dans tous ses points l'œuvre de Hahnemann. Entre ces deux exagérations, également passionnées, notre satisfaction à nous, a été de nous placer sur un terrain neutre.

Quand Hahnemann est venu proscrire la saignée et les émissions sanguines locales, nous n'avons pu oublier les circonstances dans lesquelles nous avions constaté tant de fois l'utilité de ces moyens thérapeutiques. Mais aussi, nous n'avons pu rester indifférens devant la question de savoir, si l'homœopathie peut, par des procédés plus doux, suppléer à ces moyens énergiques, souvent efficaces, mais qui, par l'abus qu'on en peut faire, entraînent la ruine de tant d'organisations. La même réflexion a dû nous dominer à l'égard des moyens révulsifs, que le réformateur allemand condamne d'une manière absolue. Est-il possible que, pour donner raison à quelques unes des explications théoriques de Hahnemann, un praticien raisonnable renonce à des moyens thérapeutiques dont l'expérience a depuis si long-temps sanctionné l'usage?

Les exagérations que Hahnemann professe relativement aux émissions sanguines, ont été relevées déjà par quelques uns des homœopathes français ; ou plutôt, l'utilité de ces moyens thérapeutiques, admise par eux , a été expliquée de manière à ne pas contredire la théorie homœopathique. Les plus raisonnables, comprenant qu'il y aurait folie réelle à rejeter absolument des moyens si puissans, ont cru à leur efficacité dans les cas où une congestion sanguine locale, portée à l'extrême, pourrait mettre obstacle à la réaction vitale sur laquelle repose la puissance des médicamens homœopathiques. En acceptant leur explication , n'est-on pas en droit de l'appliquer à un nombre de cas beaucoup moins restreint que celui qu'ils admettent? Ne peut-on pas leur demander, quel est au juste le degré de congestion qui permet à la réaction vitale d'opérer efficacement? Répugne-t-il à la raison de croire que, dans les maladies aiguës et lorsqu'on n'a pas à faire à des sujets épuisés déjà par de longues souffrances, ou par de longues, privations, les émissions sanguines modérées ne peuvent qu'aider à cette réaction? Pour notre compte, nous ne pouvons envisager autrement cette question relativement aux affections morbides dans lesquelles tout démontre un surcroît d'énergie vitale. Dans les cas de maladies chroniques, où toute l'économie donne signe d'affaissement, où il est impossible d'admettre un excès de force chez les malades, la réserve des homœopathes sera la nôtre. Nous laisserons alors à l'allopathie, le triste rôle de tirer du sang aux infortunés, chez lesquels toutes les expressions pathologiques sont celles de la langueur et de l'épuisement.

Le principe *tolle causam*, par lequel les homœopathes ont expliqué l'utilité de la saignée dans certains cas, nous semble applicable également à des états pathologiques particuliers, dans lesquels la réaction vitale peut être empêchée par tout autre cause qu'une congestion sanguine. Nous citerons pour exemple les cas de constipation exagérée : nous pensons qu'alors, avant l'emploi des médicamens homœopathiques, il est bon pour aider à la réaction vitale, de débarrasser d'abord l'intestin par des lavemens simples ou même laxatifs. L'expérience nous a démontré aussi, qu'il est des cas où, malgré les préceptes formels de Hahnemann, les vomitifs ne doivent pas être repoussés d'une manière absolue, et qu'ils peuvent, eux aussi, remplir l'indication *tolle causam*. Par exemple, dans l'état pathologique désigné sous les noms *d'état saburral de l'estomac*, l'émétique, lorsmême qu'il est le mieux indiqué par la matière médicale homœopathique, reste inefficace aux doses infinitésimales. Il semble qu'alors, la surcharge bilieuse s'oppose à la réaction vitale. Dans ce cas, en don-

nant d'abord l'émétique à dose vomitive, et en
employant ensuite les doses dynamiques, on obtient les succès les plus satisfaisans.

Quant aux moyens révulsifs externes, vésicatoires, cautères, pédiluves, ventouses, etc.; nous
ne comprenons guère l'argument de Hahnemann
qui les repousse, parce qu'ils ne sont que palliatifs et qu'ils n'opèrent pas à eux seuls une guérison
radicale. En ne rattachant à ces moyens qu'une
importance thérapeutique secondaire, nous ne
voyons aucune raison de les rejeter absolument.
Le tableau que Hahnemann retrace de la ruine
qu'ils occasionent dans une organisation déjà souf-
frante, nous paraît au moins exagéré.

Pour nous résumer en quelques mots et pour
compléter notre profession de foi, nous déclare-
rons : que, dans l'état d'imperfection où se trouve
encore l'homœopathie, et en présence des incertitudes de quelques uns de ses principes, il nous
semble déraisonnable de vouloir prononcer exclusivement entre elle et les anciens systèmes. La
nouvelle méthode, nous paraît propre à remplir,
dans beaucoup d'occasions les trois conditions de
Celse *citò tutò* et *jucundè :* ses avantages nous
semblent surtout incontestables dans le traitement
des maladies chroniques. Aussi, recourons-nous
alors, de préférence, aux moyens qui lui sont propres, sauf à envisager comme nous l'avons dit la

question des doses. Mais dans les cas pathologiques
qui exigent de la part du médecin une interven-
tion prompte et active, comme dans les maladies
aiguës, les hémorrhagies, les coups de sang, etc.,
nous n'hésitons pas à emprunter à la médecine
ordinaire des moyens dont on ne peut mettre en
doute la puissance et l'efficacité.

PUISSANCE DE L'HOMŒOPATHIE.

La puissance de l'homœopathie contre les diverses affections dont notre espèce peut être affligée, a été portée bien haut par les partisans enthousiastes des idées nouvelles ; trop haut, sans
doute, pour qu'il n'y ait pas de leur part vraisem-
blance d'exagération. Ceux-ci affirment, avoir guéri
des désorganisations avancées de l'estomac, de l'intestin, ou d'autres organes intérieurs. Ceux-là, ont
rarement vu leurs traitemens échouer contre les
maladies les plus rebelles, telles que l'aliénation
mentale, les paralysies anciennes, l'épilepsie, etc.
On a parlé de tubercules pulmonaires qui, à la
grande admiration du malade et du médecin,
auraient été expectorés, dans leur état de crudité,
peu après l'administration des médicamens homœopathiques !

Faisons, dans tout cela, la part du charlatanisme, auquel, malheureusement, les idées les plus pures n'en imposent pas toujours. Mais admettons aussi, que beaucoup d'enthousiastes ont pu raconter avec bonne foi leurs miracles, s'abusant eux-mêmes, avec les malades, sur la gravité des lésions qu'ils avaient eu à combattre. La prétention d'avoir obtenu quelquefois l'impossible, d'avoir guéri, par exemple, une phtisie pulmonaire arrivée à sa dernière période, n'a-t-elle pas été souvent illusoire pour certains allopathes, aussi bien que pour certains homœopathes ? Ne repose-t-elle pas sur une question de diagnostic, fort susceptible d'une solution erronée ? L'exemple suivant, donnera du poids à cette considération.

Un élève en médecine, vint une jour me prier de donner mes soins à une demoiselle de 23 ans, sa parente. Il me la présenta comme phtisique à un degré déjà avancé, fondant son opinion, non pas seulement sur ses propres recherches, mais surtout sur l'examen de l'un des professeurs de l'Ecole, auquel il avait présenté la malade.

Au professeur comme à l'étudiant, la percussion de la poitrine avait donné un son mat au sommet du côté gauche; l'auscultation avait fait entendre, dans le même point, le souffle caverneux et une pectoriloquie évidente. L'un et l'autre, rapprochant ces symptômes graves, de quelques autres phénomènes mentionnés plus loin, avait cru dès lors à l'existence d'une caverne au sommet du poumon gauche.

Examinant moi-même la poitrine, je pus apprécier ce qui avait été reconnu relativement à la percussion ; mais il me sembla, qu'au lieu d'une pectoriloquie réelle, il pouvait bien n'y avoir qu'une bronchophonie assez prononcée. Les recherches les plus minutieuses me confirmèrent dans cette opinion. Je n'eus donc à constater qu'une partie de ce qui m'avait été annoncé, et cê ne fut pas encore sans étonnement, car l'aspect général de la malade me semblait contredire un état aussi grave. La constitution de cette demoiselle, paraissait en effet excellente. La poitrine était large, parfaitement conformée : un air général de force et même de santé, se remarquait dans toute la personne. J'avais appris cependant, qu'une toux sèche fatiguait incessamment la malade, que cette toux avait provoqué plusieurs fois l'expectoration de crachats sanguinolens ; mais qu'à part les stries de sang qui apparassaient par intervalles, les crachats étaient simplement visqueux ; jusque là, il avait été impossible d'y constater des traces de pus. J'avais appris aussi, qu'il y avait surexcitation de la toux pendant la nuit, avec palpitations de cœur et suffocation, et qu'alors la malade se trouvait dans un véritable état fébrile. J'avais appris enfin, qu'à ce concours de symptômes, les seuls auxquels elle attribuât de l'importance, l'allopathie avait opposé sans succès, les émissions sanguines et quelques moyens révulsifs.

La question préjugée par le professur et l'étudiant restait donc au moins douteuse pour moi ; je portai dès lors un pronostic beaucoup moins grave que le leur.

Je fis comprendre à l'étudiant, que toute discussion sur ce point, serait superflue pour l'application d'un traitement; qu'il importait davantage de chercher d'autres indications que celles dont l'allopathie s'était contentée.

L'examen détaillé de la malade, joignit les renseignemens suivans, à ceux qui m'avaient été déjà fournis.

Toux sèche, douloureuse, anxieuse. Elle s'accompagne quelquefois d'élancemens dans l'intérieur de la poitrine, et dans les côtés. Dans les paroxismes qui ont lieu la nuit, fortes palpitations de cœur, oppression avec chaleur générale. La poitrine est alors en feu.

Sensation de pesanteur à l'épigastre avec chaleur et sentiment de brulure dans l'estomac, surtout après les repas. Envies de vomir assez fréquentes, surtout le matin, à jeun. Peu d'appétit; soif habituelle avec grande sécheresse de la bouche. Constipation assez ordinaire; quelquefois, évacuations molles, brûlantes au passage, avec coliques.

Assez souvent, maux de tête avec sentimens de pulsations, quelquefois d'élancemens dans le cerveau. Vertiges avec battemens dans la tête quand la malade se redresse après s'être baissée.

Règles trop fortes, souvent dérangées, tantôt à 15 jours, tantôt à plus d'un mois. A leur approche, et quelquefois dans d'autre temps, douleur térébrante dans la région du sacrum.

Pouls petit, dur, fréquent. Froid habituel des pieds et des mains. Peau habituellement sèche dans les diverses parties du corps. Quand il survient des sueurs, c'est plus particulièrement le matin, au lit.

Sommeil agité avec rêves pénibles, oppression.

La constitution de la malade est surtout nerveuse ; peau brune, cheveux noirs, caractère sérieux et sombre. Depuis le début de la maladie qui date d'une année à peu près, grande susceptibilité morale ; inquiétude de la malade sur son état.

A nos informations sur la cause du mal, on ne signale pas d'influence physique appréciable, mais une cause morale : chagrin par suite de dérangement dans la fortune des parens.

Cet ensemble de symptômes me parut indiquer l'emploi de *l'aconit* et de *l'arsenic*, surtout du premier. Ne devant pas revoir la malade, et le traitement ne pouvant être suivi que par correspondance, je remis les deux médicamens en même temps : *aconit*, trois globules, 6° dilution ; *arsenic*, un globule, 30°. Je recommandai, que l'on prit le premier en une seule fois, le matin à jeun, et que l'on fît dissoudre le second dans deux cuillerées d'eau, pour le prendre en deux fois à trois jours de distance. Au bout de dix ou douze jours, on devait me faire connaître le résultat de ces deux premières doses.

Je ne revis l'étudiant que quinze ou vingt jours après. Il venait m'informer du rétablissement complet de sa parente. La première dose, me dit-il, avait enlevé presque tous les symptômes, et au bout de huit ou dix jours, la guérison était complète. J'eus quelque peine à lui faire comprendre, qu'il eut été impossible de re-

médier en si peu de temps à une lésion organique du
poumon, et surtout de la faire disparaître aussi com-
plètement. L'autorité du professeur le dominait encore.
Pour mon compte, je restai convaincu que j'avais eu
affaire simplement à une affection nerveuse, accompagnée sans doute de congestion sanguine des poumons,
de la tête et du tube digestif.

Quand des praticiens affirment avoir fait disparaître en quelques mois, en *quelques semaines*,
tous les symptômes d'un cancer de l'estomac ou
de l'intestin, d'un anévrisme du cœur, etc., n'est-
ce pas par une erreur de diagnostic qu'il faut expliquer leur sincérité ? Toutes les fois qu'il s'agit
de lésions intérieures, le diagnostic est loin d'offrir, dans tous les cas, une entière certitude : l'allopathie ne l'ignore pas plus que nous. Il n'en est
plus de même à l'égard des lésions extérieures :
ici, le voile est levé, et c'est alors qu'il faudrait
voir opérer les miracles. Or, je ne sache pas,
qu'aucun homœopathe, pas plus qu'aucun allo-
pathe, puisse se flatter d'avoir obtenu la guérison
réelle d'un cancer de la peau ou de la mamelle,
sans le secours de la chirurgie.

Quoiqu'il en soit, s'il fallait se prononcer sur
la question de savoir, laquelle de l'homœopathie
ou de l'allopathie l'emporte en puissance dans le
traitement des diverses infirmités humaines, nous
n'hésiterions pas à donner l'avantage à la première,

surtout contre les maladies chroniques. La supé-
riorité de l'homœopathie, dans les cas de ce genre,
est incontestable pour nous : on la comprendra
facilement, si l'on réfléchit, que la médecine ordinaire, ne sait le plus souvent opposer à ces affections que des moyeus indirects ou palliatifs. Il y
a alors, entre les deux systèmes rivaux, cette immense différence, que l'allopathie, passive en
quelque sorte auprès des malades, réduit toute son
ambition à leur procurer quelque soulagement,
et place tout son espoir dans les efforts de la nature; tandis que l'homœopathie, essentiellement
active, veut par des moyens directs, obtenir des
guérisons radicales. Cela soit dit, malgré les assertions de ceux qui n'ont vu dans la nouvelle méthode, d'autre pouvoir que celui de la médecine
expectante.

Que peut l'allopathie contre les diverses affections nerveuses? Beaucoup, ou fort peu chose,
suivant qu'elle ose, ou n'ose pas alors, renoncer
à ses méthodes dites rationnelles. En recourant
contre ces affections à des moyens empyriques, la
médecine ordinaire obtient quelquefois de remarquables guérisons. Mais, c'est alors qu'elle mérite
d'être comparée à l'aveugle armé d'un bâton, qui
frappe au hasard, tantôt sur le malade, tantôt sur
la maladie. Les inconvéniens et les dangers de ces
traitemens empiriques, effrayent les praticiens les

plus sages , qui ne peuvent alors se rejetter que dans l'expectation , ou, tout au plus , dans l'application de quelques moyens hygiéniques. On sait à quels résultats mènent ces principes dans le traitement des *névralgies*, des *gastralgies*, des *céphalalgies* nerveuses, de la plupart des *névroses* en un mot. Or, ces cas sont de ceux dont l'homoeopathie triomphe avec le plus de facilité. Nous pourrions le démontrer par de nombreux exemples : mais nous touchons aux bornes que nous nous sommes imposées dans ce travail. Cette question se présente d'ailleurs pour nous, comme le sujet d'une publication prochaine, dans laquelle nous nous occuperons spécialement des *maladies nerveuses* et de l'application de la doctrine homoeopathique à leur traitement.

Fin.

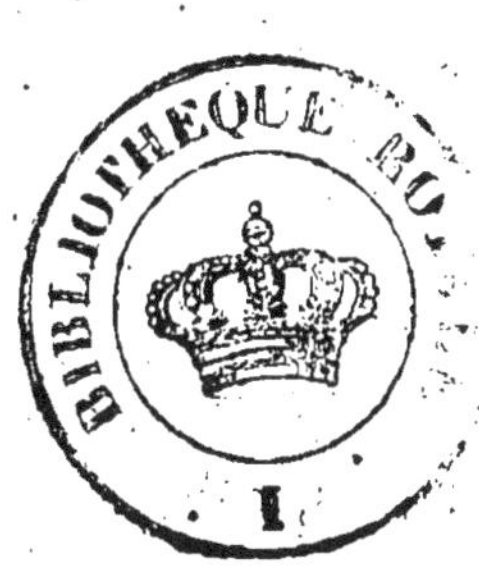